8°T^7_e
222

DE L'INTRODUCTION

DES

SUBSTANCES MÉDICAMENTEUSES

A TRAVERS LA PEAU SAINE

PAR L'INFLUENCE DE L'ÉLECTRICITÉ

PAR

M.-A. LAURET

DOCTEUR EN MÉDECINE

CHEF DES TRAVAUX PRATIQUES DE PHYSIQUE A LA FACULTÉ
DE MÉDECINE DE MONTPELLIER

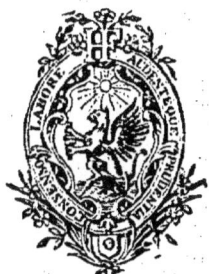

MONTPELLIER
IMPRIMERIE CENTRALE DU MIDI
(Hamelin Frères)

1885

DE L'INTRODUCTION

DES SUBSTANCES MÉDICAMENTEUSES

A TRAVERS LA PEAU SAINE

PAR L'INFLUENCE DE L'ÉLECTRICITÉ

DE L'INTRODUCTION

DES

SUBSTANCES MÉDICAMENTEUSES

A TRAVERS LA PEAU SAINE

PAR L'INFLUENCE DE L'ÉLECTRICITÉ

PAR

M.-A. LAURET

DOCTEUR EN MÉDECINE

CHEF DES TRAVAUX PRATIQUES DE PHYSIQUE A LA FACULTÉ
DE MÉDECINE DE MONTPELLIER

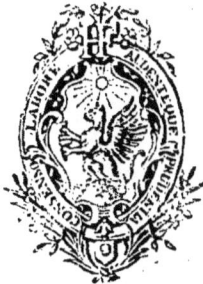

MONTPELLIER
IMPRIMERIE CENTRALE DU MIDI
(Hamelin Frères)

—

1885

AVANT-PROPOS

Qu'il me soit permis, avant tout, de donner un témoignage public de mon immense gratitude au professeur éminent, au maître aimé à qui je dois ce que je sais.

S'il y a quelque chose de bon dans ce travail, si le lecteur, si mes Maîtres et Juges, daignent y voir quelques qualités, lui reconnaître quelque mérite, c'est à M. le professeur Moitessier, c'est à ses leçons, à ses conseils, à ses causeries scientifiques si claires, si lumineuses, si précises, que l'honneur en revient.

Recevez-en donc l'humble hommage, très-cher Maître, comme un juste retour de ce qui est venu de vous.

Je ne puis oublier, non plus, avec quelle générosité M. le professeur agrégé Regimbeau a mis à mon entière disposition son magnifique établissement d'électrothérapie, — le plus complet peut-être du monde; — que dis-je? avec quelle complaisance il m'a aidé de sa propre personne, sacrifiant ainsi un temps précieux et se prêtant aux fantaisies d'une longue expérimentation, avec une patience et une bonté dont j'ai toujours été confus.

Encore une dette qu'il me sera difficile d'acquitter jamais.

M. LAURET.

1

DE L'INTRODUCTION

DES SUBSTANCES MÉDICAMENTEUSES

A TRAVERS LA PEAU SAINE

PAR L'INFLUENCE DE L'ÉLECTRICITÉ

HISTORIQUE

Les premières applications de l'électricité à la médecine datent certainement des premiers jours où l'homme put obtenir des aigrettes et des étincelles au moyen des premières machines électriques, — si toutefois on peut qualifier de machines ces appareils primitifs et informes. — Il était, en effet, assez naturel que des chercheurs aventureux espérassent les effets les plus imprévus de la part d'un agent dont la merveilleuse puissance grandissait encore, dans les esprits, de toute la profondeur du mystère qui enveloppait alors complètement son essence et ses lois.

Or, de toutes les applications essayées, celle d'introduire dans le corps humain des substances diverses, ne fut pas l'une des dernières et remonte déjà à une époque assez éloignée.

Dès la première moitié du XVIII° siècle, nous voyons plusieurs physiciens, en tête desquels se faisait remarquer l'abbé Nollet, étudier le pouvoir, attribué à l'effluve électrique, d'entraîner la matière d'où elle jaillit pour la transporter à distance, et se préoccuper du rôle physiologique ou médical que peut acquérir ce phénomène.

Mais, soit que les sciences physiques fussent encore dans l'enfance, soit que les esprits même sérieux eussent encore trop de prédilection pour le merveilleux, les premières recherches s'égarèrent, pour la plupart, dans les exagérations les plus grotesques, et devinrent, entre les mains de charlatans, le sujet d'une exploitation d'autant plus honteuse que certains d'entre eux abritaient leur indigne commerce sous le manteau de la science.

C'est ainsi que, vers 1750, les professeurs Bianchi, de Turin, et Pivati, de Venise, avancent les faits les plus extraordinaires avec une telle assurance, que le savant abbé Nollet, après avoir, avec une persévérance qui n'a d'égale que sa naïveté, essayé mainte fois de répéter les moins surprenants d'entre eux, se décida, paraît-il, à entreprendre le voyage d'Italie pour en être témoin.

Ai-je besoin d'ajouter qu'en présence de ce critique instruit et honnête, les miracles annoncés à grand bruit ne purent jamais être reproduits ? Ceux qui ne connaissent point ces mystifications colossales, tombées depuis longtemps dans l'oubli, me croiront sans peine si l'on me permet de raconter brièvement l'une des nombreuses variétés de ces curieuses expériences.

Une substance médicamenteuse, — un morceau de scammonée, par exemple, — était introduite et *hermétiquement* enfermée dans une sorte de globe ou parfois de tube de verre à parois épaisses; cela fait, et le malade étant placé sur un tabouret isolant, le médecin électrisait le globe ou le tube de verre par frottement, et, s'en servant comme d'un excitateur, tirait du patient des étincelles. La charge statique accumulée, comme on le sait, à la surface du globe de verre, avait néanmoins, paraît-il, le singulier pouvoir d'aller à la recherche de la scammonée pour la lancer, sous un état d'une subtilité extrême, à travers les parois de sa prison et jusqu'au sein de l'organisme en expérience, la douant, dans ce fantastique voyage, d'une puissance telle, qu'elle purgeait violemment le malade et lui enlevait son mal, — fût-ce même une paralysie, — comme par enchantement. On ne s'inquiétait pas, il est vrai, de ce que le morceau de scammonée qui opérait tant de merveilles n'avait pas diminué le moins du monde au fond de la bouteille magique.

De pareilles énormités ne pouvaient que retarder les progrès de la science et jeter le discrédit sur un sujet aussi follement traité, qui devait fatalement recevoir les éclaboussures du ridicule sous lequel succombèrent bientôt ces faux savants et leurs jongleries.

Aussi, dès ce temps-là probablement, s'habitua-t-on à considérer cette question de l'introduction des médicaments par l'influence de l'électricité comme une absurdité, sinon comme une plaisanterie de mauvais goût, et cette manière de voir s'est-elle assez généralement conservée jusqu'à nos jours, surtout en France.

Cependant l'on retrouve dans un ouvrage de Fodera (1824) deux expériences assez curieuses pour qu'elles eussent pu ramener l'attention sur ce sujet; mais elles passèrent probablement inaperçues.

Ce fut en 1833 que Fabré-Palaprat publia ses premières recherches sur l'introduction des médicaments à travers la peau par l'influence du courant voltaïque. J'avoue que la façon dont ces expériences sont imaginées et décrites vous met instinctivement en défiance; aussi n'est-on point surpris, quand on a

lu ses Mémoires, que plusieurs expérimentateurs aient inu-
tilement tenté d'obtenir les mêmes résultats. Je n'ai pas été
plus heureux moi-même; et cependant, si Fabré-Palaprat a
passé généralement pour un utopiste et même un illuminé, la
faute en est aux exagérations évidentes de ses prétentions,
n'ayant pour base trop fragile qu'une expérimentation très-
défectueuse ; mais dans le fond, et moyennant de grandes res-
trictions, Fabré-Palaprat avait raison.

Après ces tentatives malheureuses, je ne trouve plus que
quelques essais de Richardson pour chloroformiser, en faisant pénétrer le chloroforme à travers la peau par l'influence
du courant: essais mal combinés et résultats nuls, puisqu'on
arrivait à endormir le patient à peu près aussi vite sans le
courant électrique que lorsque celui-ci fonctionnait.

Je ne citerai que pour mémoire les prétentions et les contes
amusants, dans leurs détails, de MM. Vergnès et Poey (1) ex-
trayant du corps humain, à l'aide du courant voltaïque, les
métaux introduits soit accidentellement, soit intentionnelle-
ment.

Bien que ce sujet constitue en quelque sorte la réciproque
de celui que nous étudions, et lui soit par conséquent étroitement rattaché, je m'abstiendrai de toute discussion, n'ayant
ni le temps ni l'intention de m'en occuper ici, et renvoie ceux
que cette question intéressera à la thèse très-remarquable
que M. Engel, aujourd'hui professeur à la Faculté de médecine de Montpellier, a soutenue à Nancy en 1873. (Voir la Bibliographie.)

Somme toute, jusqu'à ces dernières années, rien de bien sé-

(1) « Nous avons retiré, disent-ils, du *tibia* et du *fémur* d'un malade,
une *grande quantité* de mercure qui s'y trouvait depuis *quinze ans* » !
Bien d'autres détails sont tout aussi étonnants, tels que les gouttes de
mercure coulant au fond de la baignoire, etc.

rieux, rien de précis surtout, n'avait été tenté pour la solution de ce problème discuté. A part les expériences de Richardson, je n'avais trouvé, dans les auteurs classiques étrangers aucune mention de travaux importants sur ce même sujet; de ci, de là, quelques expériences isolées, sans précision, partant sans portée aucune; et la conviction générale, en France surtout, est que l'introduction des médicaments à travers la peau intacte, par l'influence de l'électricité, est tout simplement un mythe, produit de quelque imagination aventureuse et sans autorité.

Quelques auteurs d'une valeur indiscutée ne partageaient point cependant cette opinion. Tripier, entre autres, croyant à la possibilité de cette introduction, déclarait le sujet digne d'être repris et étudié avec soin.

Convaincu, pour ma part, en songeant à certaines propriétés bien connues du courant galvanique, que ce phénomène ne présentait, *à priori,* rien d'impossible, je me mis, il y a plus de deux ans, à l'étudier avec soin, et rendis compte, en février 1884, dans une courte notice, des premiers résultats obtenus. Au moment où j'allais la livrer à l'impression, l'ouvrage tout récent de M. Bardet (voir la Bibliographie) m'étant tombé entre les mains, j'y trouvai le récit d'une nouvelle expérience de M. Onimus sur le même sujet; j'aurai l'occasion d'y revenir assez longuement. Je dois ajouter ici que l'importance attachée par M. Bardet à cette question, au point de vue thérapeutique, m'engagea plus vivement encore à poursuivre cette étude.

La longue série d'expériences que je m'étais tracée dans le but de rendre ce travail aussi complet que possible était déjà fort avancée et près de sa fin, quand la traduction de l'*Électrothérapie* de Erb vint me signaler des travaux allemands (jusqu'alors inconnus en France) bien antérieurs à mes recherches, mais dont les conclusions, très-différentes des miennes, ne me paraissaient pas devoir être acceptées sans discussion.

Ces contradictions, l'importance considérable et les éloges qu'Erb, dont le nom fait justement autorité en électrothérapie, accorde à ces travaux, en particulier à ceux de Munk, donnent comme un regain d'actualité à cette question, et me font espérer que l'on accueillera sans défaveur les expériences nouvelles au moyen desquelles j'ai cherché à mon tour la solution d'un problème jusqu'ici irrésolu, ou, pour mieux dire, mal résolu.

———

Je diviserai cette étude en quatre parties :

Dans la première, je décrirai comment j'ai démontré nettement l'absorption à travers l'enveloppe cutanée intacte par l'effet d'un courant galvanique ; mais, à cause du mode opératoire choisi, je me vois obligé de m'occuper d'abord d'une question que tous les expérimentateurs me semblent avoir singulièrement et injustement négligée : je veux parler de l'absorption des liquides par la peau en dehors de toute action électrique.

La deuxième partie comprendra une série d'expériences faites dans le but d'élucider la cause, le mécanisme, les lois générales de cet ordre de faits.

Dans la troisième, j'étudierai la question qui me paraît capitale, au point de vue des applications thérapeutiques : je veux dire le dosage de la quantité de substance introduite, question pourtant absolument négligée par tous mes prédécesseurs dans cette étude.

Enfin, dans la quatrième et dernière partie, après quelques observations physiologiques, j'essayerai de tirer de ce travail une conclusion logique, au sujet des applications à la thérapeutique.

———

CHAPITRE PREMIER

I

Peu de questions ont donné lieu à des discussions aussi contradictoires, à des affirmations aussi catégoriquement contraires, que celle de l'absorption cutanée. Les nombreux auteurs qui s'en sont occupés ont eu beau s'évertuer à varier, à perfectionner le mode d'expérimentation : aucun n'a pu réussir jusqu'à ce jour à nous apporter une preuve formelle, car il n'en est point dont les travaux n'aient été plus ou moins infirmés.

Ainsi cette question n'a pu encore recevoir une solution nettement sanctionnée par l'expérience, et, en ce qui concerne particulièrement l'absorption cutanée de l'eau, j'estime que l'on se heurtera fatalement à des causes d'erreur tellement inévitables, que la preuve expérimentale fera toujours défaut.

Néanmoins cette vaste expérimentation n'en porte pas moins quelques enseignements, et, en les complétant par les notions importantes que nous donnent aujourd'hui les sciences physiques, anatomique et biologique, nous pouvons arriver, je crois, à nous en faire une idée si rationnelle, qu'elle doit singulièrement se rapprocher de la vérité.

Essayons d'abord, par un rapide exposé anatomique, de nous rendre compte si et dans quelles conditions la peau peut être apte à l'absorption.

Les couches supérieures du derme, constituées par des cellules complètes, actives, disposées en papille, dont le riche réseau lymphatique et sanguin, plus encore que la forme, nous rappelle les villosités intestinales, doivent être excellemment disposées pour l'absorption. Mais nulle part, dans l'économie, le derme ne se trouve en contact avec les milieux extérieurs; il en est partout séparé par l'épiderme.

Celui-ci peut être divisé en deux couches principales. Le plan le plus profond, celui que recouvre immédiatement le derme, est formé de cellules prismatiques, à gros noyau, en pleine effervescence vitale, siéges d'une nutrition très-active et, par conséquent, éminemment aptes à l'absorption; — soit que l'on regarde ce phénomène comme l'effet direct des échanges nutritifs de ces cellules, soit que l'on considère celles-ci comme un simple intermédiaire dont l'anatomie nous indique toutefois l'importance, en nous démontrant sa présence partout où cette fonction s'accomplit.

Mais, à mesure que l'on s'éloigne de ce plan profond pour remonter à la superficie, on constate les signes de plus en plus manifestes d'un ralentissement d'abord, bientôt d'un arrêt de la nutrition et de la vie: les cellules s'aplatissent, s'amincissent de plus en plus; le noyau se raréfie, puis disparaît, et les couches les plus externes ne sont plus constituées que par des cadavres de cellules, se désorganisant et tombant peu à peu en poussière, sous la double influence de la poussée des couches profondes nouvelles et des frottements extérieurs.

Or cette couche mince, mais dense et serrée, non-seulement est incapable par elle-même de tout acte biologique, mais encore établit entre la matière vivante et les matériaux extérieurs une cloison s'opposant absolument au contact indispensable pour la captation de ces matériaux.

Cependant cette cuticule épidermique n'est pas absolument continue, mais au contraire criblée d'une multitude de pertuis extrêmement petits, il est vrai, mais dont le calibre total équivaut à une ouverture assez considérable.

En effet, Kraüse et Sappey évaluent à plus de deux millions le nombre des glandes sudoripares. Leur canal d'excrétion aurait, d'après Robin, un diamètre variant entre $0^{mm},04$ et $0^{mm},05$, et un calibre moitié moindre, c'est-à-dire en moyenne de $0^{mm},023$.

En calculant, d'après ces données, quelle serait la superficie de toutes ces ouvertures réunies, on obtient une évaluation approximative de 9 centimètres carrés.

Si nous faisons la même opération pour les glandes séba-cées, beaucoup moins nombreuses, — comme 1 : 6 ou 1 : 8, d'après Sappey, — mais dont le calibre est beaucoup plus con-sidérable, $0^{mm},10$ en moyenne, nous trouvons une nouvelle superficie de 24 centimètres carrés qu'il faut réduire tout au plus d'un tiers, par suite de la présence presque constante d'un poil, développé ou rudimentaire; il reste donc au total une surface minima de 25 centimètres carrés environ, ou-vrant une communication entre les matériaux extérieurs et la couche épithéliale qui tapisse les glandes de l'économie. C'est peu de chose, sans doute; mais remarquons qu'une fois cette embouchure franchie, les matériaux extérieurs peuvent s'é-taler sur toute cette surface épithéliale, énormément plus déve-loppée que celle de leurs orifices, surtout chez les glandes sé-bacées.

Cette constitution paraît donc mettre le tissu cutané, en dé-pit de l'épiderme qui le recouvre, dans des conditions favora-bles à une absorption d'une certaine intensité.

Oui, pour ce qui est des gaz, la diffusion gazeuse s'effectuant assez facilement, même à travers des tubes capillaires.

Mais, s'il s'agit de liquides, il ne faudrait pas croire qu'il soit indifférent que l'ouverture de pénétration soit unique, mais large, ou composée d'un grand nombre de pertuis très-étroits, leur calibre total dépasserait-il même sensiblement celui du tube unique?

Il est vrai que, dans ce cas-là, on a invoqué l'effet de la capillarité; mais il ne faut pas oublier deux choses : 1° l'effet de capillarité ne se produit plus avec un tube capillaire plongé dans un liquide, s'il est fermé à l'autre extrémité; or c'est le cas de toutes les glandes terminées en cul-de-sac ; 2° les causes directes de la capillarité peuvent, dans certains cas, s'opposer à l'ascension dans les tubes, même ouverts, avec autant d'énergie qu'elles la favorisent dans d'autres circonstances ; toutes les fois, par exemple, que les matières en présence éprouvent l'une pour l'autre une sorte de répulsion physique encore mal définie : ainsi le mercure pour le verre, ainsi l'eau et un grand nombre de dissolutions salines pour les corps gras. Or ce dernier cas est de beaucoup le plus commun pour le corps humain : l'épiderme est constamment et partout lubrifié par une matière grasse (sébacée), enduisant non-seulement les parois et l'orifice des glandes qui la sécrètent, mais aussi l'ouverture des glandes sudoripares. Toutes les dissolutions salines dont il est question plus haut ne pourront donc jamais pénétrer par capillarité.

C'est en se basant sur ces diverses considérations tout autant que sur leurs expériences, que Rabuteau et Gubler nient formellement l'absorption cutanée, même sous l'influence des pressions et des frottements énergiques.

Évidemment il y a là une exagération, et l'on doit admettre que certaines conditions peuvent modifier cette inaptitude physique et favoriser l'introduction des liquides.

La friction, par exemple, n'a-t-elle point pour effet de vider les glandes de leur contenu, tout en accélérant leur circulation propre, et, cette pression cessant, est-ce que la glande, en revenant à son état primitif, n'attirera pas dans sa cavité les matières voisines de son orifice?

Et, pour les corps gras, est-ce que ceux-ci ne tendront pas à pénétrer eux-mêmes par simple capillarité (1), précisément par la raison que ces conduits capillaires sont humectés par la matière sébacée? Et ainsi s'expliquerait cette pratique, sanctionnée par l'expérience des siècles, qui recommande pour les traitements externes les frictions et l'incorporation des substances médicamenteuses dans un corps gras.

Je pourrais citer bien d'autres causes capables d'agir dans le même sens : par exemple, celles qui ont pour effet d'enlever plus ou moins la couche cornée d'augmenter la circulation, la température, et partant l'activité nutritive; de dépouiller plus ou moins l'épiderme de l'enduit sébacé, comme les lavages alcalins, etc.

Je citerai enfin une dernière cause explicative, mise en avant par certains physiologistes, entre autres par Béclard. D'après eux, la couche cornée de l'épiderme, mise en contact avec un liquide, peut s'imbiber à la longue; par suite de cette sorte d'infiltration lente, le liquide finirait par arriver au contact des couches profondes, où ils erait absorbé. Cette manière de voir, très-admissible, aurait besoin d'être démontrée plus complétement; quoi qu'il en soit, ce ne serait qu'après un laps de temps considérable que le liquide arriverait jusqu'à la couche absorbante.

De ces considérations, peut-être un peu longues, il faut conclure: 1° que, la peau étant par elle-même peu apte à l'absorption, il faudra soigneusement rechercher si, dans les faits observés, n'intervient pas quelque phénomène capable de modéfier cette inaptitude; 2° qu'il faut ne pas s'étonner si l'on constate parfois des résultats variables dans des conditions identiques en apparence, et baser ses conclusions sur le cas le plus général, à l'aide d'un grand nombre d'expériences.

(1) On sait que les corps gras se dissolvent généralement entre eux.

II

Ces considérations générales étant posées, quelle opinion devons-nous avoir de l'absorption cutanée dans les bains ordinaires? Les uns ont admis une absorption d'eau notable; d'autres l'ont niée, en prouvant que le corps humain avait diminué de poids après le bain: le plus grand nombre cependant des expérimentateurs se rallie à la première opinion, mais la plupart, à mon avis, ont exagéré la dose absorbée. Il faut reconnaître en effet que, parmi les expériences en apparence les plus concluantes, — je citerai par exemple celles de Collard de Martigny, — aucune n'évite complétement toute cause d'erreur et n'échappe aux censures d'une critique rigoureuse.

Cherchons donc quelles conditions, dans un bain, peuvent favoriser l'absorption cutanée: le lavage plus ou moins complet du corps, la vapeur d'eau qui tend à se dégager à tous les orifices glandulaires et peut devenir une cause de diffusion avec les gaz intérieurs, l'imbibition lente de l'épiderme: la température qui pourra exciter les fonctions nutritives, mais qui ne doit pas aller jusqu'à exagérer la sécrétion sudorale. Ces causes réunies doivent favoriser l'absorption cutanée, sans elles impossible, mais n'agissent que très-lentement, avec peu d'intensité, et sont par conséquent incapables d'occasionner l'absorption considérable que prétendent certains auteurs.

Il est donc rationnel d'admettre que, dans un bain ordinaire et de moyenne durée (une demi-heure à trois quarts d'heure), la quantité d'eau absorbée par la peau ne dépasse pas quelques grammes.

Si maintenant nous passons aux substances dissoutes dans l'eau (il est bien entendu que, dans toute cette discussion, je

ne m'occupe pas des solides, qui offrent des conditions expé-
mentales toutes différentes de celles des liquides), nous trouvons les contradictions encore plus nettes et plus affirmatives
que pour l'eau elle-même. Ici, surtout, les expériences en apparence les plus irréfutables viennent à l'appui des deux
opinions le plus carrément opposées ; et cependant il n'est pas
admissible qu'une loi soit en même temps vraie et fausse, et
plus que jamais il faut reconnaître que les circonstances extérieures viennent modifier la marche physiologique et nor-
male du phénomène.

Ces conditions sont en effet nombreuses et variables avec
la substance expérimentée : l'une, caustique, enlèvera plus ou
moins l'épiderme; l'autre, fortement alcaline, agira sur l'enduit sébacé ; une troisième émettra des vapeurs à une certaine
température; une quatrième sera plus ou moins volatile, etc.,
etc. Mais prenons une dissolution saline neutre, ou même
peu énergiquement acide ou alcaline et non volatile, nous éli-
minerons à peu près toutes ces causes modificatrices : reste encore une cause d'absorption par la quantité d'eau qui est elle-
même absorbée ; mais cette quantité d'eau ne contiendra qu'une
partie de sels proportionnelle à la richesse de concentration
du bain ; et comme, généralement, les proportions des principes médicamenteux en dissolution dans un bain sont peu
considérables, il en résulte que les substances dissoutes ne
doivent être absorbées qu'en quantité minime. C'est ce qui
nous explique pourquoi Rabuteau n'a pu retrouver des traces
d'iode dans ses urines, après un bain ioduré, qu'à la condition
d'employer au moins 100 grammes d'iodure de potassium. Je
ferai remarquer, de plus, que les substances absorbées ne sont
éliminées que plus ou moins lentement, et, si la quantité absorbée est déjà minime, on comprend combien il sera difficile
de retrouver les proportions infinitésimales éliminées peu
à peu.

Conclusion : si l'on se met dans les conditions ci-dessus décrites, l'absorption, par la peau, des substances dissoutes, sera absolument négligeable. Il en sera de même si, en augmentant la concentration de la dissolution, on diminue d'autre part la surface immergée et susceptible d'absorber : c'est là précisément ce que j'ai commencé par constater.

Avant d'entrer dans la description de mes expériences, je dois dire quelques mots au sujet d'une précaution que je crus devoir prendre d'abord.

Homolle, dans ses recherches remarquables sur l'absorption cutanée, recommande de recouvrir la surface du bain, si l'on veut éviter les causes d'erreur. Cette précaution, qui s'explique fort bien dans le cas des substances volatiles ou susceptibles d'émettre des vapeurs à la température du bain, devient assez incompréhensible dans les cas contraires où se trouvait le plus souvent Homolle lui-même. Néanmoins, comme cette précaution est facile à prendre à l'aide d'une couche d'huile versée sur le bain, et comme, d'autre part, je ne voulais pas perdre du temps à contrôler ces assertions, je résolus, à tout hasard, de me conformer à ces indications.

Je me servais, pour cela, d'une petite baignoire qui sera décrite plus loin, me permettant de plonger la main et l'avant-bras dans une dissolution relativement concentrée — 8 grammes pour 4500 d'eau — d'iodure de potassium portée à la température de 37°,5 ou 38° : aussitôt le bras plongé, un aide versait une couche d'huile à la surface du bain, dans lequel je restais 35 minutes (1).

J'ai répété cette expérience à huit reprises différentes et à des époques éloignées ; mais c'est en vain que j'ai recherché l'iode dans les urines excrétées à la suite : je n'ai jamais pu,

_____

(1) La température finale étart à peu près 36°, l'expérience se faisait donc, en moyenne, à la température du corps.

malgré la sensibilité du procédé employé, en déceler des traces ; l'absorption, dans ces cas, était par conséquent nulle ou absolument négligeable. — Je recommande expressément à toute personne désireuse de répéter cette expérience d'éviter toute friction et de s'éponger le bras après le bain, au lieu de l'essuyer. — Si donc, en me plaçant dans les mêmes conditions expérimentales, et par la seule addition d'un courant électrique, je déterminais l'apparition de l'iode dans les urines, j'aurais le droit de conclure que cette modification dans le résultat, c'est-à-dire l'introduction de l'iode à travers la peau, devait être attribuée à l'influence de l'électricité.

C'est ce dont je ne tardai pas à être convaincu.

III

Une première obligation s'imposait au début de cette étude : en présence des défectuosités nombreuses constatées dans l'expérimentation de mes prédécesseurs en cette voie, il fallait avant tout chercher un nouveau mode opératoire, réunissant autant que possible les conditions favorables à la production du phénomène étudié, tout en éliminant les causes d'erreur et d'interprétation douteuse.

Je ne tardai pas à faire mon choix et à m'arrêter à l'emploi des bains hydro-électriques.

Les bains hydro-électriques sont connus en électrothérapie. On les trouve déjà conseillés dans Becquerel, et, depuis, cette idée a été mise à profit par plusieurs praticiens avec des modifications, et dans des conditions, il est vrai, très-variées et plus ou moins heureuses. Je pourrais citer tel ou tel mode d'emploi pour le moins extra scientifique ; mais, en revanche, je suis heureux de signaler en passant l'usage si fréquent, et si heureux dans ses résultats, que M. le professeur agrégé Regimbeau en fait à Montpellier dans son établissement d'électro-thérapie, grâce à une installation basée sur une sûre entente des principes scientifiques et habilement disposée pour toutes les indications d'une grande expérience thérapeutique.

Mais les conditions ordinaires de ces bains n'étaient pas encore suffisantes pour mes recherches, et je dus les modifier pour mon outillage expérimental.

Comme la concentration de la dissolution employée pourrait jouer un rôle important, je me décidai à m'en tenir aux bains locaux, et particulièrement aux bains de bras, cette méthode m'offrant le double avantage d'une grande facilité d'exécution et d'une économie considérable sur la quantité de matière expérimentée.

Dans ce but, je me servis d'une petite baignoire de fer-blanc en forme de seau cylindrique, haut et étroit, portant, soudée à ses parois, une borne métallique pouvant recevoir l'un des rhéophores d'une pile.

Ce petit appareil étant placé sur un tabouret, à côté du sujet en expérience, celui-ci peut aisément tenir son bras dans le bain préparé, en prenant soin de ne pas toucher aux parois métalliques. (On peut encore, pour éviter toute fatigue, garnir le bord supérieur d'une bande de caoutchouc, afin que le patient puisse reposer le bras sur cette bordure isolante.) L'avant-bras étant immergé dans le liquide—, qui atteignait, dans mes expériences, un peu au-dessous du pli du coude,— une large électrode humide est appliquée sur la partie supérieure du bras, et reçoit l'autre pôle de la pile. De cette façon, le courant arrivant à la baignoire se répand dans la masse métallique, puis traverse la couche liquide qui sépare ses parois de l'avant-bras, et pénètre par toute la surface de celui-ci pour arriver à l'autre électrode.

Telles étaient les conditions qui me parurent de prime abord les plus favorables.

Par là, en effet, je diminuai la résistance locale, — la masse liquide en contact avec la peau formant une électrode beaucoup plus large que toute autre,— et j'espérais arriver ainsi à supporter facilement une assez grande intensité; de plus, c'était le moyen le plus sûr pour obliger le courant à traverser une masse considérable de la dissolution employée, et enfin, par la large surface immergée, j'augmentais d'autant les chances d'absorption, si celle-ci pouvait se produire.

La première série d'expériences eut pour but principal de démontrer d'une façon péremptoire si, oui ou non, l'électricité pourait déterminer l'absortion cutanée (1) ; elle comprend une trentaine d'essais avec l'iodure de potassium généralement (deux fois seulement avec le bromure), quelques-uns sans courant voltaïque, la plupart avec emploi du courant. Les doses usitées ont été de 5 et 8 grammes d'iodure pour 4,500 d'eau environ, à la température initiale de 37 à 38°. Le courant était porté à 10 milli-ampères et maintenu à la même intensité pendant tout le temps de l'expérience, que je fixai arbitrairement à 35 minutes. — Les piles employées étaient tantôt des Leclanché, tantôt des Callaud, moyen modèle. — Toujours, suivant mes idées préconçues, le pôle négatif était mis sur la cuve, le positif sur le bras.

On a déjà vu plus haut que je commençais par prendre à plusieurs reprises des bains de bras dans les conditions ci-dessus, mais sans courant électrique, et que je recherchais vainement, à la suite, des traces d'iode dans mes urines. Chaque fois au contraire que, me plaçant dans des conditions

(1) Accessoirement, un certain nombre d'entre elles me permirent de commencer simultanément les études qui font la matière du chapitre suivant.

rigoureusement identiques, j'ajoutais simplement l'action
électrique; chaque fois, dis-je, sans une seule exception, j'ai
retrouvé les marques les plus évidentes de la présence de
l'iode dans les produits d'excrétion.

Non-seulement j'ai répété cette expérience fondamentale
un très-grand nombre de fois sur moi-même, mais j'ai pu constater les mêmes résultats sur quatre autres personnes qui
ont bien voulu se soumettre à la même expérimentation.

J'ajouterai, enfin, que les épreuves étaient assez espacées
pour permettre à l'iodure absorbé de s'éliminer, et que j'avais
soin, les jours d'expérience, de suivre un régime à peu près
identique, éliminant les causes d'absorption par la bouche,
(assez rares d'ailleurs).

IV

Quant à la manière de constater la présence de l'iode dans
les urines, voici le procédé qui, après quelques tâtonnements,
m'a paru le plus sensible et le plus sûr.

Les urines recueillies pendant les quatre ou cinq heures,
suivant l'expérience, sont traitées par le carbonate de sodium,
jusqu'à réaction alcaline, mais sans grand excès,— sous peine
d'avoir plus tard, avec l'acide nitrique, une violente effervescence qui m'a paru plusieurs fois gêner la constatation de
l'iode.— Prenant environ de 120 à 130 c.c., je les fais évaporer
dans une capsule de porcelaine; puis, transvasant la liqueur
très-réduite dans une capsule de platine, j'achève l'évaporation
et termine en portant au rouge sombre et brûlant pendant quelques instants le charbon. On peut brûler celui-ci compléte-

ment et dissoudre dans un peu d'eau distillée le résidu salin ; mais il est inutile d'aller si loin : avec un peu d'eau distillée je lave bien la capsule, et jette le tout, charbon et liquide, dans un verre, où le charbon est écrasé et bien délayé à l'aide d'un agitateur ; je filtre et recueille dans un tube à essai. J'ajoute quelques gouttes de sulfure de carbone purifié, et traite enfin par l'acide azotique fumant, en ayant soin de verser par petites quantités et de secouer chaque fois le tube fermé avec le doigt. C'est ainsi que j'ai pu constater, après chaque bain électrique, une coloration intense caractéristique de l'iode (ou du brome, dans les deux cas où j'ai employé ce dernier).

J'ai pu de même, et par un procédé à peu près pareil, mais un peu simplifié, déceler simultanément la présence de l'iode dans la salive, bien qu'en opérant sur de petites quantités, — 2 ou 3 centimètres cubes.

De cette série de faits il fallait donc conclure que le courant voltaïque a bien en effet, ainsi que le prétendait Palaprat, la propriété de faire pénétrer certaines substances à travers l'enveloppe cutanée.

Pour quelles causes, par quel mécanisme, le courant voltaïque produit-il cet effet singulier ? Telles étaient les premières questions qui se posaient naturellement à mon esprit et qui piquèrent vivement ma curiosité.

On trouvera dans le chapitre suivant les quelques recherches au moyen desquelles j'ai tenté de répondre à ces interrogations.

CHAPITRE II

Si je m'étais décidé à entreprendre ces recherches sur l'absorption par le courant, bien qu'à ce moment-là ce fait fût encore généralement nié, c'était, je l'ai déjà dit, dans la persuasion qu'il ne présente rien d'impossible, rien d'illogique, si l'on veut bien se rappeler certaines propriétés du courant. J'en citerai trois, qui acquièrent à ce point de vue une importance capitale.

I. — On sait depuis longtemps que le courant électrique détermine dans les liquides qu'il traverse des mouvements de totalité dont la théorie et les lois ne sont pas complétement élucidées, et sur le mécanisme duquel il existe encore quelques contradictions et pas mal d'obscurité.

Raoult, qui a spécialement étudié cette question, prétend que les acides et les sels acides sont transportés du négatif au positif. Ce serait l'inverse pour les bases, les sels alcalins et même les sels neutres. L'eau se porterait en sens inverse du sel dissous, tandis que celui-ci obéit à la loi ci-dessus.

D'autres avancent que les phénomènes de transport ou effets cataphoriques, ainsi qu'on les appelle en Allemagne, se font toujours du positif au négatif, dans le sens du courant. Enfin un certain nombre admettent cette dernière loi générale, mais avec quelques exceptions de la part d'un très-petit nombre de substances.

Plusieurs divergences se produisent encore à d'autres points de vue: c'est ainsi que les uns voient ces effets ne s'accentuer nettement que grâce à un courant faible mais de longue durée, tandis que d'autres les disent bien plus énergiques si l'on use d'un fort courant et pendant les premiers moments de son passage, etc.

Il est deux points, toutefois, sur lesquels tout le monde est d'accord : 1° l'interposition d'un diaphragme poreux favorise ces mouvements de transport et, tout au moins, les rend beaucoup plus visibles, en permettant aux corps transportés de s'accumuler, grâce à ce diaphragme, autour du pôle ; 2° tous les sels alcalins ou neutres sont transportés du *positif* au *négatif;* c'est le cas de l'iodure de potassium, et ne l'oublions pas, car nous aurons à revenir longuement sur les conséquences de ce fait, admis, je le répète, par tous les auteurs.

Pour le moment, contentons-nous de retenir simplement ce fait indiscutable, en dépit de quelques divergences : l'électricité détermine des mouvements, des transports de substance dans les liquides traversés par un courant.

II. — Un autre phénomène qui, dans l'intimité de son mécanisme, doit se rapprocher beaucoup du précédent et n'en est peut-être qu'une conséquence, c'est le pouvoir *osmogène* du courant.

Cette étude, éminemment française, est devenue trop classique depuis les recherches de Dutrochet, Porrett, Morin, Becquerel, etc., pour que je croie utile d'y insister.

Notons donc, en passant, cette seconde propriété du courant galvanique de favoriser puissamment et, pour ainsi dire, de créer le mouvement osmotique entre deux substances qui n'avaient que peu ou point de tendances à s'osmoser sans lui, soit à cause de leur nature, soit à cause de celle du diaphragme interposé.

III. — Enfin nous arrivons à un autre ordre de faits plus connus, plus classiques encore, et qu'il me suffira de citer : je veux dire l'électrolyse.

Voilà donc trois classes d'effets différents auxquels on doit songer, lorsqu'il s'agit d'expliquer des transports de matière dans le circuit électrique et dans l'organisme, quand celui-ci en fait partie.

Mais tous les trois agissent-ils, et avec la même intensité? Ou faut-il, dans le cas particulier, attribuer l'effet produit spécialement à l'un d'entre eux?

Jusqu'aux travaux de Bruns et de Munk, les rares auteurs qui se sont occupés de cette question paraissent n'avoir songé qu'à l'influence du pouvoir électrolytique. Aujourd'hui encore, en France, on paraît adopter toujours la même interprétation.

En Allemagne, au contraire, je l'ai déjà dit, Munk prétend expliquer l'introduction à travers la peau par les seuls effets de transport.

Essayons d'abord de nous faire une idée de la façon dont ces forces diverses peuvent théoriquement produire le résultat atteint, puis de contrôler ces vues par l'expérimentation; nous pourrons alors choisir l'interprétation qui nous paraîtra la plus logique.

Pour ce qui est des propriétés de transport, il est un cas où l'explication paraît très-simple et très-rationnelle. Supposons une solution d'iodure de potassium appliquée sur le bras et recevant l'électrode positive, tandis que la négative est appliquée un peu plus loin. Nous avons vu que, selon l'affirmation unanime des auteurs, l'iodure de potassium était transporté du positif au négatif; or la peau peut être simplement considérée, dans ce cas, comme un diaphragme poreux, et nous savons que pareille circonstance favorise les phénomènes de transport. Il est donc tout naturel de penser que l'iodure de potassium sera entraîné vers le pôle négatif, à travers l'organisme. On remarquera que les conditions de cette expérience supposent un courant de sens inverse à celui que j'emploie habituellement.

J'essayai donc à quatre reprises différentes, après avoir modifié la position ordinaire des pôles, c'est-à-dire en mettant le positif sur la cuve et le négatif sur le bras, toutes les autres conditions restant les mêmes. (T. = 37°5. I = 18 milli - ampères (1). Durée, 35 minutes.)

Si le phénomène de transport est réellement la cause principale de la pénétration des substances, ainsi que le prétend Munk,— puisque le courant marche actuellement dans le sens qui favorise, disons mieux, dans le seul sens qui permette ce phénomène, — nous devons obtenir une absorption d'une intensité bien supérieure à celle qui a été déterminée jusqu'ici par un courant de sens opposé. Or l'analyse, opérée toujours dans les mêmes conditions, me donne dans ce cas une coloration, indubitable, il est vrai, *mais beaucoup moins intense qu'à la suite de mes recherches habituelles,* et décelant de simples traces d'iode.

Si, par contre, je reprends mes anciennes dispositions, c'est-à-dire si je remets le positif sur le bras, le négatif sur la cuve, non-seulement la force de transport ne peut plus agir dans le sens nécessaire à l'introduction d'iodure, mais elle doit tendre au contraire à l'entraîner hors de l'organisme si celui-ci en contient.

Or, si j'essaye de nouveau, toutes autres conditions restant comparables, je trouve à l'analyse une coloration bien plus prononcée, signe indiscutable d'une absorption bien plus abondante.

Il me semble qu'après cette expérience capitale, il n'est plus possible d'accorder exclusivement aux phénomènes de transport, tels du moins que les comprennent Porret, Dutro-

---

(1) La seconde série d'expériences sur l'absorption, dont il est question dans ce chapitre, a été faite avec des courants d'une intensité de 16 à 20 milli-ampères : j'indiquerai les exceptions.

chet, Dubois, Reymond, Munk, etc., le pouvoir d'introduction
dont il s'agit ; mais qu'il faut reconnaître, bien au contraire,
que si cette force est capable, il est vrai, de déterminer une
très-légère absorption, il existe une autre force, peut-être un
ensemble d'autres forces, d'une puissance bien plus considé-
ble, paraissant agir en sens inverse de la précédente et dont
le rôle est certainement prépondérant.

Munk, il est vrai, pense avoir trouvé le moyen d'exalter la
puissance de ces phénomènes de transport que nous avons vus
si peu actifs dans le cas précédent. Il part, pour cela, de deux
principes: 1° La présence d'un diaphragme poreux favorise ces
effets de transport ; or, à la suite de recherches antérieures et
étrangères à ce sujet, il pense que ces effets sont d'autant
plus intenses que les pores du diaphragme ont une certaine
étroitesse, et que l'argile est le corps qui réunit le mieux ces
bonnes conditions. 2° Les effets recherchés ne se produisent
bien qu'avec un courant intense, et seulement pendant les
premiers instants de son passage ; ils diminuent rapidement
en même temps que la densité du courant (?), et, au bout de
quelques instants, deviennent à peu près nuls. Partant de là,
Munk a imaginé la disposition expérimentale suivante:

Il se sert de tubes larges et courts, fermés par des bouchons d'argile préalablement frottés avec la dissolution expérimentée (c'est généralement de l'iodure de potassium). Ces
tubes, remplis eux-mêmes d'iodure dans lequel viennent plonger les rhéophores, sont appliqués sur le sujet; de cette façon, la dissolution d'iodure est séparée du tissu cutané par le
bouchon d'argile. Ne l'oublions pas, les rhéophores sont *tous
les deux* constitués par deux tubes identiques; enfin un com-
mutateur permet d'intervertir le courant toutes les cinq ou
dix minutes, afin de réveiller, pour ainsi dire, l'énergie du
transport.

Grâce à cette disposition, Munk est persuadé d'avoir augmenté dans des proportions considérables les doses d'absorption obtenues jusqu'alors par les autres méthodes : mais c'est ce qui reste à prouver.

Après ces prétentions, on a le droit d'exiger de cet expérimenteur qu'il donne des preuves sérieuses d'une absorption sans précédent. A quoi se réduisent ces preuves? A la constatation *de traces d'iode dans les urines pendant plusieurs heures* après l'emploi du procédé! On avouera que c'est bien peu.

J'ai repris ces expériences ; non pas, je dois le dire, avec des tubes à bouchons d'argile que j'aurais été embarrassé de fabriquer dans des conditions identiques à celles de Munk, — mais avec de petits vases de pile, en porcelaine dégourdie, de 45 millimètres de diamètre, qui doivent, je suppose, former d'excellents diaphragmes poreux, et se rapprocher suffisamment des conditions choisies par Munk.

J'ai eu la chance, parmi les divers essais tentés, de pouvoir comparer les résultats de la méthode de Munk et de la mienne dans les conditions identiques suivantes.

Bain hydro-électrique : Expérience à 9 h. 30 du matin. I = 20 milli-amp. Durée, 30 minutes. Urines recueillies à 3 h. de l'après-midi : 183 c. c; analyse pratiquée sur 150 c. c.

Trois jours après :

Procédé de Munk: Expérience à 9 h. 30 du matin. I = 20 milli-amp. Durée, 30 minutes. Urines recueillies à 3 h. de l'après-midi : 180 c. c; analyse pratiquée sur 150 c. c.

Dans les deux cas j'ai obtenu une coloration intense et très-sensiblement pareille, d'après ce qu'il m'a paru, et d'après le témoignage concordant de plusieurs témoins de ces expériences.

J'ai cité ces deux observations parce qu'elles sont remarquables comme identité de conditions rendant les résultats on ne peut mieux comparables ; mais j'ajouterai que trois autres essais m'ont donné des résultats semblables, en sorte que

je me crois autorisé à déduire une première conclusion : c'est
que le procédé de Munk ne donne pas des résultats supérieurs
à ceux qu'on obtient par les bains hydro-électriques.

Allons plus loin. Sans doute, par ce moyen, Munk obtient
une absorption plus considérable que dans les cas où, pour
étudier le pouvoir des phénomènes de transport, j'avais mis le
positif sur la cuve et le négatif sur le bras. Mais cela prouve-
t-il qu'il a, par ces dispositions, augmenté la puissance de
ces mêmes phénomènes? Pas le moins du monde.

Pour faire cette preuve, il eût fallu que Munk n'utilisât
notoirement que les forces de transport, à l'exclusion de toute
autre : c'est ce que son procédé ne fait pas.

Des expériences capitales comparatives citées plus haut
nous avons déduit l'existence de plusieurs forces agissant en
sens inverse pour produire l'absorption désirée: dans mon
procédé, la dissolution d'iodure se trouvant à un seul pôle, il
s'ensuit que l'une ou l'autre de ces forces agit seule suivant
le sens du courant, ce qui m'a permis d'en analyser l'effet
spécial et isolé. Mais, dans le procédé de Munk, la dissolution
d'iodure étant placée à la fois aux deux pôles, il est évident
que, quel que soit le sens du courant, ces deux forces pourront constamment agir chacune dans leur sens.

Il semble, au premier abord, que ce dernier procédé doive
à cette simultanéité continue des deux forces une réelle supériorité, supériorité qui aurait été mal interpétée par Munk,
sans doute, mais qui n'en existerait pas moins ; et cependant
l'expérience me démontrait le contraire. Un moment de réflexion fait comprendre la cause de cette anomalie apparente,
cause provenant précisément de l'opposition des deux effets
simultanés, dont la différence produirait l'action totale et définitive.

En tout cas, au point de vue théorique, pour avoir le droit
d'affirmer une opinion aussi absolue sur le pouvoir exclusif

des phénomènes de transport, *tels qu'il les entend lui-même,*
Munk aurait dû faire deux choses ; 1° prouver la puissance de
ce qu'il appelle effets cataphoriques et l'impuissance de toute
autre force, en éliminant soigneusement, dans des expériences démonstratives, les conditions qui peuvent laisser agir
d'autres forces que celles de transport ; 2° prouver que l'absorption obtenue dans ces conditions spéciales est bien supérieure à celle que provoquent les autres procédés. C'est là
malheureusement ce qu'il a négligé de mettre en évidence,
et ce que mes recherches particulières me permettent de considérer comme erroné.

Quelle est donc cette autre force qui agit avec une énergie
relativement plus considérable que celle du transport, et dont
l'action est prouvée par la disposition pôlaire généralement
adoptée en France ?

On a toujours supposé jusqu'ici que c'était l'électrolyse, et,
je l'avoue, telle était également ma première persuasion. Bien
qu'il n'ait jamais été donné une théorie de ce phénomène, il
est facile, à certains détails caractéristiques, de comprendre
quelle idée on s'en faisait généralement.

Nous savons que, si une dissolution d'iodure de potassium
est mise dans une auge à électrolyse et traversée par un courant, le potassium se dégage au pôle négatif, formant de la
potasse par action secondaire, tandis que l'iode est mis en liberté sur l'électrode positive.

Si nous cherchons à appliquer ces lois élémentaires au
cas qui nous occupe, le phénomène se complique considérablement ; mais, somme toute, nous pouvons considérer la
solution d'iodure, l'organisme imbibé de sels organiques et
minéraux, et la seconde électrode humide, comme une série
de vases à électrolyse, contenant des liquides très-divers, quelques-uns très-complexes, et traversés simultanément par le
même courant.

Que se passe-t-il dans des conditions purement physiques analogues?

Davy tenta le premier des expériences dans ce sens. Prenant trois vases, il met dans le premier une dissolution d'un sel neutre, par exemple de sulfate de potassium, et dans les autres de l'eau distillée : les trois liquides sont colorés par du sirop de violette ou de la teinture de tournesol sensible; ils sont de plus reliés entre eux par des mèches d'amiante ou de coton, à cheval sur deux vases et imbibées préalablement d'eau distillée.

Si l'on fait passer le courant, en mettant le négatif dans le premier vase au sulfate de potassium et le positif dans le troisième, on voit aussitôt le liquide de ce dernier vase devenir rouge, tandis que le second ne change pas de coloration, et que, dans le premier, le sirop de violette verdit autour du pôle négatif.

Davy expliquait ainsi le phénomène : le sulfate de potassium est décomposé par le courant, la potasse qui se forme sur le pôle négatif verdit le sirop de violette tout autour; quant à l'acide sulfurique mis en liberté, il ne reste pas dans le premier vase, puisque le liquide ne rougit pas, mais il est immédiatement transporté dans le dernier vase, où il se dégage autour de l'électrode positive et donne la réaction acide.

Je ne comprends nullement dans quel état l'acide sulfurique peut traverser le vase médian sans le rougir; mais enfin cette explication avait été admise, et c'est probablement en se basant sur la même théorie que Palaprat avait songé à mettre en évidence la pénétration de l'iode dans l'organisme par l'action du courant, en démontrant son transport à l'électrode positive à travers le corps.

Pour cela, il se servait d'un tube rhéophore non fermé, et simplement appliqué sur la peau du sujet en expérience, qui en formait ainsi le fond; dans ce tube était versée la disso-

lution d'iodure recevant le pôle négatif, tandis qu'un tube
pareil, mais contenant de l'empois d'amidon, était appliqué
un peu plus loin, et recevait le pôle positif.

« *Aussitôt* », dit Palaprat, « que le courant passe, l'amidon
» prend une teinte violette..... l'iode a été porté, *sur* le cou-
» rant, à la surface opposée du corps, non pas en suivant la
» peau, mais en traversant les tissus. » Ces assertions sont
peu admissibles par elles-mêmes, et je n'y aurais pas ajouté
d'importance si, récemment, M. Onimus n'avait annoncé des
résultats semblables. Sa méthode est la même d'ailleurs; seulement au lieu d'un second godet contenant l'empois d'amidon, M. Onimus se sert de compresses imbibées du même
réactif indicateur.

Comme je ne croyais pas *à priori* à la réalité du fait avancé
par Palaprat, je m'étais contenté, pendant deux fois, au cours
de mes premières expériences, de placer au pôle positif des
compresses imbibées d'empois, et de constater l'absence de
toute coloration bleue ou violette. Mais, en présence des nouvelles affirmations de M. Onimus, je crus devoir reprendre
l'étude de ce point avec toute la précision désirable.

Je pris d'abord, comme électrode positive, un tube rempli
d'empois d'amidon, comme le faisait Palaprat. Mais, à peine
le courant fermé, j'éprouvai en ce point, c'est-à-dire au contact avec l'empois d'amidon, une sensation de brûlure si dou-
loureuse, que je dus presque aussitôt interrompre le circuit.
Je diminuai successivement le courant jusqu'à 3 milli-amp.;
même avec cette insignifiante intensité, la douleur était encore si vive que je ne pus la supporter plus de deux minutes,
et que je dus renoncer à ces essais, mais sans avoir, malgré
ces tentatives successives, produit la moindre coloration de
l'amidon.

Je remplaçai le tube positif par une électrode humide composée d'une plaque métallique et d'une large éponge; je pla-

çai des doubles de papier amidonné, à l'aide d'un empois frais et très-sensible, tant entre le métal et l'éponge qu'entre celle-ci et la peau; l'éponge elle-même fut imbibée d'une solution d'empois; enfin, pour me mettre dans les conditions expérimentales de M. Onimus, au lieu du bain électrique, j'adoptai l'emploi d'un tube rempli d'une solution très-concentrée d'iodure de potassium, comme électrode négative.

Celle-ci était placée sur le tiers supérieur de la face antérieure de l'avant-bras; l'autre, sur le haut du bras.

Vainement je me soumis à cinq reprises et dans ces conditions à un courant de 12 et 15 milli-amp., pendant 20 et 25 minutes: je n'ai jamais pu constater la moindre petite tache bleue, ni sur les compresses de papier amidonné, ni dans le liquide exprimé de l'éponge.

Je n'étais pas, je l'avoue, sans être presque embarrassé par ces résultats; car si, d'un côté, j'avais la conscience d'avoir adopté des conditions expérimentales irréprochables, d'un autre côté, mes conclusions se trouvaient formellement opposées à celles d'un expérimentateur réputé, qui avait de plus pour lui l'appui des expériences de Davy.

Persuadé de la justesse de mes résultats, j'en arrivai naturellement à concevoir des doutes sur ces expériences déjà anciennes, ou plutôt sur leur interprétation, et résolus de les éclaircir en reprenant cette étude physique dans ses rapports avec le sujet discuté.

D'après les conclusions de Davy, si l'on prend une série de vases, dont l'un contiendra de l'iodure de potassium, et qu'on les soumette au courant dans les conditions indiquées par ce physicien, l'iode, élément électro-négatif au même titre que l'acide sulfurique, doit se porter immédiatement à travers les autres vases, pour se dégager autour de l'électrode positive; nous serions, en ce cas, dans des conditions physiques comparables à celles des expériences sur l'organisme.

En conséquence, je dispose une série de quatre vases, contenant : le premier, de l'iodure de potassium ; le second, du chlorure de potassium ; le troisième, du sulfate de sodium, et le quatrième, une solution d'empois d'amidon fraîchement préparé. Les vases sont en relation par des mèches de coton préalablement imbibées d'eau distillée ; le pôle négatif plonge dans la solution d'iodure ; le positif, dans l'empois d'amidon (les électrodes, comme dans toutes mes expériences d'ailleurs, sont en platine).

Le courant, très-faible au début, — 2 milli-amp., — par suite de la résistance de l'eau distillée des mèches, s'élève peu à peu jusqu'à 9 milli-amp., à mesure sans doute que les diverses solutions les imbibent par diffusion. Je laissai passer le courant pendant 45 minutes ; mais, bien qu'au bout de ce temps il y ait eu une intensité moyenne de 6 milli-ampères, et que cette quantité eût dû déterminer la mise en liberté de plus de deux centigrammes d'iode (l'équivalent électro-chimique étant, par coulomb, de 1,3335 millig.), je n'observai pas la moindre coloration de l'empois au pôle positif, et ce fut en vain que, retirant ce dernier vase, j'essayai d'y déceler des traces d'iode.

Ce résultat, en contradiction formelle avec les expériences de Davy, confirmait tellement mes doutes sur leur valeur, que je résolus de les reprendre et de les étudier de près. Comme je racontais ces péripéties expérimentales à M. le professeur Moitessier, une réflexion du maître fut pour moi un trait de lumière.

Le sirop de violette, comme la teinture de tournesol, sont après tout de véritables sels bleus, dont l'acide est rouge ; il était donc probable que ces sels, soumis à un courant, seront électrolysés. S'il s'agit de teinture de tournesol ou litmate de calcium, l'acide litmique mis en liberté au pôle positif doit

3

ronger le liquide sans qu'il soit besoin de faire intervenir la
présence d'un acide étranger, tandis que le calcium, à l'électrode négative, en présence de l'eau, se précipitera à l'état
d'hydrate de chaux.

L'expérience était simple à tenter : faisant passer un courant assez faible dans un vase contenant uniquement de l'eau
distillée colorée par un peu de tournesol sensible, je vis aussitôt le liquide commencer à devenir rouge, et bientôt l'action
fut aussi complète que si j'y eusse versé un acide ; ayant laissé
le vase en l'état après la suppression du courant, je trouvai
bientôt le liquide revenu bleu, par suite de la recombinaison
des éléments séparés. Si tout le liquide prend la teinte acide,
malgré la présence de la base, c'est ce que celle-ci, à peu près
insoluble, ne se diffuse pas comme l'acide. Mais, si l'on prend
deux vases contenant tous deux de l'eau distillée colorée par
le même réactif et communiquant par une mèche imbibée du
même liquide, on voit le vase positif devenir d'un beau rouge,
tandis que le vase négatif reste bleu. La mèche de coton unis-
sante ne se prêtait donc pas assez à la diffusion de l'acide
pour que celui-ci parvînt dans le vase négatif.

Cela prouvé, l'explication de l'expérience de Davy devient
tout autre et bien plus simple que celle qui était admise par ce
physicien. Le sulfate de potassium est décomposé sans doute ;
mais, comme l'acide et la potasse formée sont tous les deux
très-solubles et très-diffusibles, ils se recombinent sans cesse,
et voilà pourquoi la liqueur ne rougit pas ; elle verdit, il est
vrai, mais dans une portion très-restreinte et au contact seulement de l'électrode négative, sous l'action secondaire fugi-
tive de la formation de potasse. Si le troisième vase rougit,
c'est parce que la teinture de tournesol y est électrolysée,
comme je l'ai dit ; quant au vase médian, il se comporte
comme le liquide intermédiaire, entre les électrodes, dans la
théorie de Grotthuss : il est simplement le siége d'une pola-

risation moléculaire, qui ne change rien à sa composition.

Dans l'interprétation de Davy, une chose était absolument inexplicable : Comment l'acide sulfurique pouvait-il traverser le liquide médian sans donner la réaction caractéristique de ce passage ?

D'ailleurs, peu après, on avait remarqué que, si le vase médian contenait un sel capable de former un précipité avec l'acide, ce précipité se formait : ainsi, en remplaçant le liquide du vase médian par une solution de chlorure de baryum, on voyait se former un précipité de baryte.

Cette expérience, citée par Daguin, est en contradiction, je dois le reconnaître, presque autant avec mon interprétation qu'avec celle de Davy, puisque, d'après mes conclusions, l'acide sulfurique ne sort pas du vase contenant le sulfate ; aussi ai-je essayé de la reproduire.

Je me sers pour cela de deux vases, contenant, l'un du sulfate de sodium, l'autre du chlorure de baryum, reliés par une mèche imbibée d'eau distillée. Le courant ne tarde pas à s'élever et à dépasser 25 milli-amp.; mais, bien que je le laisse circuler plus d'une heure, je n'aperçois pas le moindre précipité, pas le moindre nuage provoqué par la formation de baryte.

Craignant que le précipité ne se forme dans la mèche et ne reste emprisonné dans ses fils, j'adopte une autre disposition, très-fréquemment suivie par les physiciens qui se sont occupés de cette question : je remplace la mèche par un tube recourbé, plein d'eau distillée, et dont les bouts plongent dans les deux solutions. Le courant est beaucoup plus faible (trois milli-amp. seulement) ; en revanche, je laisse en marche, pendant plusieurs heures, sans apercevoir le moindre précipité

On me permettra une remarque très-importante au sujet de l'emploi de ces tubes recourbés : on comprend aisément qu'à la moindre variation de niveau entre les deux vases, ces tubes font office de siphon et déterminent ainsi un mélange tout à fait étranger aux actions électriques; il faut donc avoir soin de mettre les solutions salines au même niveau dans les deux vases, et de laisser le tout dans la plus complète immobilité pendant l'expérience.

De même, pour l'emploi des mèches de coton ou d'amiante, faut-il ne pas oublier de mettre les différents liquides tous au même niveau ; sans cela, ces mèches rétablissent peu à peu le niveau, et cette action peut d'autant mieux devenir une source d'interprétation fautive, qu'elle s'accomplit lentement, pendant le passage du courant, et semble, si l'on n'y prend pas garde, un résultat graduel de ce courant.

Voici quelques autres expériences qui ont eu toutes pour but la même étude.

Pour m'assurer encore que l'acide sulfurique ne voyageait pas comme le croyait Davy, je prends deux vases, l'un contenant du sulfate de sodium, l'autre de l'eau distillée, acidulée par un peu d'acide chlorhydrique pur, et réunis par une mèche imbibée d'eau distillée. Le courant, d'abord très-faible, monte bientôt à 25 milli-ampères. Au bout de 35 minutes, je retire le vase positif: il exhale une forte odeur de chlore, mais ne contient pas trace d'acide sulfurique.

Je varie en imbibant la mèche d'eau distillée acidulée par HCl : courant très-intense, plus de 100 milli-amp.(1). Même résultat négatif.

J'ajouterai que, dans les deux cas, le liquide négatif était resté presque neutre (je dis presque neutre parce que ma solution de sulfate de sodium ne l'était pas tout à fait); la lame

(1) On voit que, dans cette série d'expériences, j'ai varié à dessein les conditions d'intensité et de temps, dont l'influence, importante suivant les auteurs, n'est pas également interprétée.

de platine seule, recouverte d'un léger dépôt, offrait nettement la réaction alcaline.

Autre expérience.

Le premier vase, négatif, contient du sulfate de soude; le second, de l'eau distillée colorée par le tournesol; un troisième, positif, de l'eau distillée.

Le courant est extrêmement faible, vu la résistance énorme introduite. Au bout de trois heures, aucun changement: le vase intermédiaire est toujours bleu, l'eau distillée neutre. Je laisse marcher toute la nuit; le lendemain, l'eau distillée était devenue légèrement acide, mais en même temps la teinture de tournesol avait rougi dans le vase intermédiaire.

Peu à peu, et grâce à un temps extrêmement long, l'acide sulfurique était parvenu jusqu'au pôle positif; mais, en traversant le vase intermédiaire, il avait laissé la marque de son passage.

Je voulus voir si je serais plus heureux pour l'élément électro-positif. Deux vases contenant, l'un du sulfate de cuivre, l'autre de l'eau acidulée par l'acide sulfurique, reliés par une mèche imbibée d'eau acidulée, sont soumis au courant: le positif dans le sulfate de cuivre, le négatif dans l'eau acidulée.

Courant très-intense, 120 milli-amp. Au bout d'une demi-heure de ce courant violent, pas de traces de cuivre dans le liquide acidulé négatif.

Les résultats constants de ces expériences portaient pour le moins un enseignement indiscutable: c'est que le transport des éléments d'un électrolyte après sa décomposition (transport qu'il ne faut pas confondre avec le transport de totalité dont il a été question au début de cette discussion), ce transport, dis-je, à travers des conducteurs humides et des liquides hétérogènes, ne se fait pas avec cette aisance, cette rapidité et cette abondance que quelques physiciens avaient cru observer.

S'il paraît s'opérer quelquefois, ce n'est que dans le cas où l'on emploie des liquides résistants, des courants très-faibles (conséquence pratique de la première condition) et un temps très-considérable. Ces conditions, qui avaient été posées par quelques physiciens, me paraissent acceptables, et encore je ne sais si l'on a suffisamment tenu compte, dans ces cas, de la diffusion lente des liquides, et si l'influence électrique est bien prouvée.

Il est des circonstances, il est vrai, où cette influence paraît beaucoup plus nette: c'est quand les liquides sont simplement séparés par des membranes poreuses. Mais ici le phénomène se complique d'un autre ordre de faits très-important: je veux parler des phénomènes d'osmose.

J'avais l'intention de faire une étude comparative entre les deux ordres de faits : simple transport, transport compliqué et d'électrolyse et d'osmose; malheureusement, les appareils que je possédais étant insuffisants, et me voyant, pour des raisons particulières, obligé de terminer ce travail avant que j'eusse eu le temps de m'en procurer d'autres et de les mettre à profit, j'ai dû, pour le moment, renoncer à une étude que je ne désespère pas de reprendre plus tard.

Quoi qu'il en soit, on voit combien ces phénomènes sont compliqués. Transports de totalité, transports électrolytiques, soit d'éléments libres, soit d'éléments combinés et obéissant alors à la loi des transports de totalité, phénomènes d'endosmose et d'exosmose: tout cela peut, à un moment donné, fonctionner à la fois, s'enchevêtrer et former, en se compliquant encore dans l'organisme d'actions biologiques, un inextricable dédale, où le physicien et le physiologiste auront grand'-peine à retrouver leur voie.

En résumé, qu'ai-je fait jusqu'à présent?

1° J'ai refusé d'admettre, avec Munk, que les phénomènes de transport fussent la seule ou même la principale cause de la pénétration des substances par l'effet du courant, me basant sur ce que, en favorisant le sens de ce phénomène, j'obtenais une absorption bien moindre que dans le cas contraire.

2° Je n'ai pu accepter la manière de voir de Palaprat et de M. Onimus, pensant que l'iode était porté sur le pôle positif après électrolyse, comme l'acide sulfurique dans l'expérience de Davy ; j'ai démontré en effet que, dans des conditions très-précises où l'iode était absorbé par l'organisme, sous l'influence du courant, et ce, en quantités notables, il était impossible de déceler l'iode sur le pôle positif; j'ai été amené, par là, à détruire l'interprétation de l'expérimentation purement physique sur laquelle cette opinion pourrait se baser, et à conclure, au contraire, que l'iode ne peut pas, après son introduction dans l'organisme imbibé de sels complexes et nombreux, les traverser simplement et librement sans obéir aux affinités de la chimie biologique et, — je le crois fermement, — sans entrer par là dans le torrent circulatoire qui l'entraînera bientôt hors de la région électrisée.

Et maintenant, si l'on me demande comment je puis à mon tour expliquer cette absorption indéniable et quelle théorie je prétends substituer à celles que j'ai détruites, je me trouve fort embarrassé, car il m'est beaucoup plus difficile d'édifier que de démolir.

Aussi j'essayerai simplement, à la suite d'un coup d'œil rapide sur ce qui doit ou peut se passer dans ces phénomènes, d'en extraire les quelques réflexions qui me paraîtront logiques et soutenables, et l'on me pardonnera de n'être pas plus affirmatif, en songeant, d'une part aux difficultés multiples de la question, de l'autre au sort malheureux des hypothèses bâties jusqu'ici trop hâtivement par des hommes pourtant d'une réelle valeur.

Nous avons vu que le transport de totalité peut déterminer une certaine dose d'absorption. Le moyen est peu puissant, il est vrai; il faudra néanmoins compter sur son influence, lorsque les dispositions de l'expérience favoriseront son action.

Dans le cas contraire, nous avons sûrement électrolyse de la substance ; mais cette électrolyse joue-t-elle un rôle important? Cela me paraît assez probable.

Bien que le phénomène, ainsi que je viens de le dire, me paraisse très-complexe, il est possible cependant d'y démêler l'influence de quelques propriétés physiques connues. Je ferai remarquer d'abord que, si nous avons conclu à la non-absorption par la peau dans un bain ordinaire, c'était surtout grâce au défaut de contact entre les solutions expérimentées d'une part, les orifices glandulaires et les premières couches de cellules actives de l'autre. Mais, du moment que le courant passe, étant donnée surtout l'idée rationnelle que l'on se fait aujourd'hui du mouvement électrique, lequel ne consiste pas en un mouvement vibratoire sur place, comme la lumière, mais en un mouvement de translation se rapprochant du mode de transmission du son, il faut admettre que ces conditions de mauvais contact doivent singulièrement se modifier, surtout si l'on se rappelle les mouvements de transport et d'osmose qui en sont les conséquences.

Une distinction qui me paraît importante, au sujet des mouvements de transport : supposons une solution de sulfate de potassium traversée par un courant; nous savons que la force de transport tend à l'accumuler au pôle négatif. Mais, si le sulfate est électrolysé, nous avons au pôle positif de l'acide sulfurique ; or Raoult nous apprend que les phénomènes de transport tendent à pousser les acides vers le pôle positif.

Pourquoi n'en serait-il pas de même avec l'iodure de potassium? Celui-ci, à l'état d'intégrité, est poussé vers le pôle négatif; mais, s'il y a électrolyse, l'iode, élément électro-né-

gatif au même titre que l'acide sulfurique, n'obéira-t-il pa
aux mêmes mouvements ?

Dans ce cas, qu'en résultera-t-il ? Le bras plongé dans le
liquide est la continuation de l'électrode positive, absolument
comme, dans les expériences citées plus haut, la mèche imbibée représente l'électrode au sein des liquides dans lesquels
elle plonge. L'iode provenant de l'iodure électrolysé est donc
mis en liberté au contact du tissu cutané, ou, pour être plus
rigoureux, sur les plans cutanés ou épidermiques les plus
profonds, imbibés par le liquide ; aussitôt cet iode, obéissant
aux phénomènes de transport (mais non point, notons-le bien,
aux phénomènes de transport de la substance en son entier),
sera poussé vers les limites du pôle positif.

A cela on va m'objecter certainement que je n'ai pu obtenir ce cheminement des éléments de l'iodure ou des autres
substances à travers les conducteurs qui réunissaient mes vases à électrolyse, ou seulement après un temps extrêmement
long.

Je répondrai qu'il est infiniment probable que ces mouvements doivent s'opérer avec une rapidité bien différente, suivant qu'il s'agit de traverser de longs conducteurs ou simplement une cloison poreuse, et que les observations de Porrett,
de Dutrochet, de Morin, me paraissent ne pas devoir laisser
un doute à ce sujet.

Or, dans le cas actuel, la cloison poreuse est extrêmement
mince, d'autant plus qu'elle est encore diminuée, pour ainsi
dire, par l'imbibition du tissu épidermique ; et, aussitôt ce
passage franchi, l'iode se trouve en contact avec des liquides
organiques complexes, au milieu desquels il me paraît bien
difficile qu'il ne subisse pas bientôt des modifications chimiques.

On voit combien ce mouvement diffère de celui que suppo-
sait Palaprat : tandis que, d'après lui, l'iode libre serait immé-

diatement transporté à travers l'organisme dans un état in-
connu qui lui permettrait d'échapper aux lois de la chimie
biologique, dans mon hypothèse, au contraire, l'iode serait
transporté, par un mouvement purement physique, à travers
la peau, membrane poreuse; mais, arrivé en présence des
éléments vivants et de leurs sels organiques complexes, soumis eux-mêmes simultanément à l'influence modificatrice du
courant, il obéirait aux exigences chimico-biologiques actuel-
les, ferait momentanément partie des liquides de l'organisme,
pénétrerait en conséquence dans la circulation, et, en définitive, se retrouverait bientôt, non point sur l'électrode opposée,
mais dans les divers émonctoires de l'économie.

En résumé, l'absorption se ferait par suite de mouvements
qui, dans le fond, constituent toute l'osmose; mais cette osmose serait influencée, réglementée, *en majeure partie du
moins,* par l'électrolyse, dont les conséquences seraient de
mettre en liberté sur la cloison poreuse des corps dans un état
plus spécialement propre à la fois à ces mouvements et à l'absorption subséquente.

Je ne m'illusionne pas sur le peu de certitude de ces vues
théoriques; mais je crois cependant qu'elles ont du moins le
mérite de ne jurer ni avec les principes, ni avec les faits: ce
qui est bien quelque chose.

J'ajouterai d'ailleurs ici l'exposé de quelques expériences,
tentées dans le but de venir à l'appui de ces hypothèses, ou à
l'encontre de celles que j'ai combattues.

J'ai répété l'expérience de M. Onimus, mais en ayant soin
de mettre du papier amidonné non plus au positif, mais au
négatif même, c'est-à-dire entre le bras et le liquide ioduré;
je versai même de l'empois d'amidon dans ce dernier. Ayant
laissé circuler ainsi un courant de 16 milli-amp., je constatai
bientôt que l'iodure était devenu alcalin; or l'iodure et l'em-

pois avaient été préparés avec de l'eau distillée: d'où provenait l'alcalinité? Évidemment d'une formation de potasse; mais alors il y avait forcément mise en liberté d'iode, et cependant ni le papier amidonné en contact avec le tissu cutané, ni le liquide, ne m'ont accusé de coloration; l'iode avait donc été mis en liberté dans l'épaisseur même du diaphragme cutané.

Cela prouve, me dira-t-on, que l'iodure avait déjà pénétré; et qui sait s'il n'était pas déjà absorbé en intégrité? L'absorption d'une petite quantité d'iode libre s'ajouterait simplement à l'absorption de l'iodure, suite d'une imbitition ou, mieux, d'une endosmose favorisée par le courant.

S'il en était ainsi, en augmentant les surfaces d'endosmose, je devrais également augmenter l'intensité de l'absorption; or il n'en est rien, puisque avec le système de M. Onimus, dans lequel la surface du tube rempli d'iodure est très-limitée, je constate une absorption aussi considérable que celle obtenue dans le bain ioduré, où la surface baignée est au moins vingt fois plus étendue. Si l'on admet, au contraire, que l'électrolyse règle cette absorption, on ne sera pas surpris de l'identité des résultats, puisque, pour un courant d'égale intensité, quelle que soit la surface de contact, la quantité électrolysée sera la même.

De même, la question de concentration de la solution sera assez importante s'il s'agit d'un phénomène d'osmose ordinaire, ou, au contraire, n'aura pas d'influence s'il s'agit d'électrolyse (1). J'ai comparé les résultats d'expériences faites avec des dissolutions de 1 et 2 grammes dans les 4,500 de mon bain ordinaire aux résultats habituels, et n'ai pas trouvé de différences bien nettes.

Une autre condition est de nature à nous éclairer sur la question de transport. Nous avons vu que, d'après les consta-

(1) Pourvu, toutefois, que la quantité soit suffisante pour fournir l'équivalent électro-chimique.

tions de Munk lui-même, ces phénomènes ne sont bien accusés que pendant les cinq, ou tout au plus les dix premières minutes; passé ce temps, le transport est sensiblement nul. Si donc ce phénomène était bien la cause de l'absorption cutanée, celle-ci, dans les conditions de mes expériences, devrait être aussi intense au bout de dix minutes qu'après trente-cinq.

J'ai plusieurs fois essayé cette comparaison, et j'ai toujours trouvé que la coloration du sulfure de carbone était bien moins intense dans le premier cas que dans le second.

Il serait certainement très-instructif de pouvoir constater si les substances expérimentées sont également absorbées soit dans leur élément électro-négatif, soit dans leur élément électro-positif, selon le sens du courant. Ce serait certainement la preuve la plus solide en faveur de l'influence de l'électrolyse.

Malheureusement ces expériences sont presque impossibles à réaliser. S'il s'agit des métalloïdes types, chlore, soufre, phosphore, oxygène, comme ils se trouvent déjà dans l'économie en quantité notable et très-variable, on ne peut rien conclure de l'expérimentation.

Quant aux métalloïdes qui, par leurs propriétés chimiques et surtout physiques, se rapprochent des métaux, à fortiori, quant à cette dernière catégorie de corps, ils offrent un inconvénient non moins considérable: c'est de ne pas s'éliminer, ou de ne s'éliminer qu'avec une extrême lenteur par l'urine, et de s'emmagasiner dans l'organisme. (Voir la thèse de M. Engel.) Aussi ai-je constamment reculé jusqu'à aujourd'hui devant les difficultés de ces recherches, que je ne désespère pas pourtant de mener un jour à bonne fin.

Quel sera le résultat de ce rôle important de l'électrolyse dans l'absorption par l'électricité, et de cette sorte d'élection qu'elle provoque entre les divers éléments d'une substance?

Lorsqu'il s'agira de sels binaires, il sera facile de prévoir ce qui doit en advenir. Mais, si l'on veut essayer l'absorption de substances complexes, telles que la chimie organique et la thérapeutique en contiennent tant, qu'obtiendra-t-on?

Nous possédons, il est vrai, quelques notions sur l'électrolyse d'un certain nombre de composés organiques: je citerai à ce sujet les travaux importants de M. Bourgoin; mais nos connaissances sont encore trop loin d'être assez complètes sur cette question, pour que nous puissions prévoir le résultat définitif de ces actions compliquées.

Pour être conséquent avec ses principes, Munk prétend faire absorber, par son procédé, des quantités notables de substance quelconque. Sa méthode n'a rien à voir, en effet, avec la complication chimique des corps expérimentés. Aussi prétend-il faire pénétrer du sulfate de quinine, des cyanures, de la strychnine, etc.

Malheureusement je ne puis trouver dans ses écrits la preuve formelle de ces diverses absorptions.

C'est ainsi que, pour le sulfate de quinine, la seule preuve consiste en la présence dans les urines d'un résidu salin qui ne s'y trouve pas dans les circonstances ordinaires. Seulement l'auteur avoue n'avoir jamais pu, dans ce résidu, déceler un seul des caractères de la quinine. Toutes les autres preuves sont aussi peu concluantes, quand elles ne le sont pas moins encore. Ainsi les accidents nerveux observés chez un chien, soi-disant par suite de l'absorption du cyanure de potassium, après une demi-heure de ce traitement extrêmement pénible, me paraissent insuffisants pour caractériser nettement l'intoxication supposée.

J'ai fait à mon tour quelques expériences sur les animaux, après avoir choisi le lapin comme sujet d'épreuves.

Le premier essai devait être de rechercher avant tout si la

peau de l'animal n'absorbait pas sans l'aide du courant : point important, que les expérimentateurs précédents ont oublié, je crois, d'étudier.

A l'aide d'un de ces tubes qui m'avaient servi à répéter les expériences de Palaprat, je fais une simple application d'un petit bain local ioduré, sans courant, sur un point du corps que j'avais eu soin de débarrasser de ses poils, sans endommager le tissu cutané : après vingt minutes, l'appareil est enlevé et le point d'application lavé à grande eau, puis essuyé, pour qu'il ne reste pas sur l'animal de traces appréciables d'iodure qu'il puisse lécher. Cela fait, il est mis dans un appareil destiné à recueillir les urines. Au bout de 18 heures environ, la quantité éliminée sert à la recherche de l'iode par le procédé habituel ; et je constate une coloration assez faible, mais évidente, indiquant une légère absorption.

Deux jours après, même traitement, en ajoutant l'action d'un courant électrique, le pôle négatif dans l'iodure, le pôle positif appliqué non loin de là, à l'aide d'une large électrode humide. J'obtiens, avec les urines, une magnifique coloration, signe d'une absorption beaucoup plus intense.

Le même procédé, les mêmes précautions, sont mis en œuvre pour étudier l'absorption du ferro-cyanure de potassium. D'abord, application sans courant : pas de traces de ferro-cyanure dans les urines. (il faut bien remarquer que le ferrocyanure est éliminé beaucoup plus lentement que l'iodure ; si donc il y a eu de très-petites quantités absorbées sans courant, il sera très-difficile d'en retrouver la preuve dans les urines des premières heures.)

Une deuxième application est faite dans les mêmes conditions que pour l'iodure (le cyanogène est un élément électronégatif comme l'iode), et avec les mêmes précautions pour le lavage du point en contact avec la solution. Intensité du cou-

rant, 20 milli.-amp.; durée, 30 minutes. Les urines donnent un
très-léger précipité de bleu de Prusse. Pour le mettre en évidence, je suis obligé d'avoir recours aux moyens suivants :
l'urine est traitée d'abord par un excès de perchlorure de fer,
puis par un excès d'acide chlorhydrique; le mélange rede-
vient limpide, mais le précipité n'est point visible. Je jette alors
tout ce liquide sur un petit filtre, et, grâce à cette précaution,
le constate sur le papier un léger précipité de bleu de Prusse.
Mais, pour donner une idée de la dose minime ainsi décelée,
je dirai que la moindre goutte d'une solution assez étendue de
ferro-cyanure détermine la formation d'un précipité bien plus
abondant.

Je voulus voir si la méthode de Munk serait plus efficace;
ce qui devrait être, si les théories de cet auteur étaient bien
fondées. J'essayai donc, quelques jours après, sur le même
animal et dans les mêmes conditions, — I = 20 milli.-amp.;
durée, 30 minutes, — en me servant des tubes de porcelaine
dégourdie et intervertissant le courant chaque cinq minutes.
Les urines recueillies après le même temps et représentant à
peu près le même volume, grâce aux mêmes précautions expérimentales, me donnent un précipité encore un peu moins
abondant que dans le cas précédent.

Quoi qu'il en soit, je puis déduire de ces expériences que
le cyanogène comme l'iode peut être absorbé par l'économie.

J'ai été moins heureux pour la strychnine. Ici, il est vrai,
je n'ai pas cherché à retrouver les signes de l'absorption dans
les produits de l'élimination, cette recherche étant très-com-
pliquée et bien délicate pour de si petites quantités; mais
j'ai essayé d'obtenir les signes extérieurs d'intoxication que
certains observateurs prétendaient avoir provoqués, même
avec des substances moins énergiques.

La strychnine jouant le rôle de base, c'est-à-dire d'élément
électro-positif, je plaçai le pôle positif dans une solution con-

tenant 5 centigrammes de sulfate de strychnine, le négatif sur l'animal. J'ai répété deux fois la même expérience; mais, en dépit d'une intensité de 25 milli.-amp. et d'une durée de 35 minutes, je n'ai pu observer aucun phénomène nerveux, aucun réflexe; l'animal, remis dans sa cage, s'est mis, quelques minutes après, à manger d'un fort bon appétit, ce qui ne témoignait pas le moindre petit strismus des mâchoires. (On ne peut accuser ici la qualité du produit chimique, car le même avait déjà servi à des expériences sur les animaux, et témoigné, par la violence de ses effets, de sa bonne fabrication.)

Résumons enfin ce long chapitre : l'absorption déterminée par le courant ne peut être attribuée uniquement aux phénomènes de transport, tels qu'on les entend généralement; elle ne peut pas s'expliquer davantage par la seule influence de l'électrolyse, telle que la comprenait Palaprat, telle que paraît l'admettre M. Onimus. Le phénomène est compliqué; mais il me semble dû surtout à une sorte d'endosmose favorisée par le courant et réglementée par l'électrolyse.

La méthode de Munk, fondée sur un principe faux, ne donne pas de meilleurs résultats que celle de M. Onimus ou que la mienne, lesquelles ne diffèrent, d'ailleurs, que par le mode d'application de la solution expérimentée. Je dois dire que le procédé de M. Onimus est plus pénible à appliquer; mais, en revanche, il se prête mieux à certaines applications locales, ce qui sera important si ces applications sont réellement efficaces comme moyen thérapeutique.

C'est à décider de cette dernière question que tout ce travail doit tendre; mais comment faire pour arriver à ce but? Attendre l'expérience thérapeutique? Elle serait bien longue et bien délicate dans le cas présent. Ou il faudrait faire la part de chaque modificateur, en particulier celle du traitement électrique et celle du médicament?

Il m'a paru qu'il y avait un moyen plus pratique de se faire une idée logique de l'importance de cette méthode, moyen pourtant complétement négligé par tous mes prédécesseurs dans cette étude : c'était de chercher à déterminer la dose de substance médicamenteuse ainsi absorbée.

Cette étude fait l'objet du chapitre suivant.

CHAPITRE III

Il s'agissait avant tout de trouver un procédé permettant de doser l'iode dans un liquide contenant des chlorures, que l'analyse fût faite avec le liquide du bain ou, *à fortiori*, dans les urines émises à la suite de l'expérience. J'avais d'abord songé à rechercher la quantité d'iode disparue dans la solution ayant servi à l'expérimentation. La chose paraissait de prime abord assez simple, au moyen de deux échantillons prélevés, l'un avant, l'autre après le bain.

Mais, quand je voulus essayer, je me trouvai en présence d'un si grand nombre de causes d'erreur (1), que j'en fus effrayé, et pensai qu'il serait plus exact de faire cette recherche dans l'urine excrétée à la suite de mes expériences.

Dans ce but, j'essayai d'abord, toutefois sans chercher à y mettre la précision voulue, le procédé de Struve, fondé sur les

---

(1) Il fallait, en effet, se placer et se maintenir dans des conditions voulues de volume du bain, et en même temps de richesse de la dissolution et d'élévation de la température ; il fallait tenir compte du volume final ou de la perte d'eau à la suite du bain, etc. De plus, étant obligé, pour obtenir une sensibilité suffisante, d'opérer sur un très-petit volume de liquide, la moindre erreur possible et presque inévitable se trouvait donc amplifiée considérablement par le rapport de ce volume au volume total du bain.

différences de coloration du sulfure de carbone selon les quantités d'iode mises en liberté. Mais quelques essais préliminaires ne me satisfirent point, et il me parut que cette méthode
était très-délicate et peu sûre.

J'y renonçai donc, et, après quelques tâtonnements, je me
décidai pour le procédé de Kersting, basé sur ce fait que les
iodures précipitent le chlorure ou le nitrate de palladium,
tandis que les chlorures ne forment point de précipité.

Cette méthode consiste, essentiellement, à distiller l'urine
contenant l'iodure, en présence de l'acide sulfurique : tout
l'iode passe, à la distillation, à l'état d'acide iodhydrique. On
traite le liquide distillé, après addition de quelques gouttes
d'empois d'amidon, par le chlorure de chaux, jusqu'à apparition de la teinte bleue, que l'on fait disparaître par une ou
deux gouttes d'eau chargée d'acide sulfureux.

Le liquide est alors introduit dans une burette de Mohr, et
sert à précipiter un poids donné de chlorure ou de nitrate de
palladium, lequel indique la richesse du liquide en iode(1).

Les épreuves préliminaires au moyen desquelles je com-
mençai par me faire la main à ce procédé, — en me servant
d'urines artificiellement iodurées, — me permirent de constater le bien-fondé du reproche fait par Hilger à cette méthode,
qu'il accuse de donner toujours des résultats un peu faibles.
Mais cette erreur, qui n'a jamais atteint, dans ces épreuves,
2 dixièmes de milligramme, sur un poids connu de 2 centigr.,
étant négligeable au point de vue de l'importance de l'absorption, et ne s'opposant pas à ce que j'eusse, dans le cours de
l'expérimentation, des résultats toujours comparables, je pouvais, sans hésitation, me permettre de passer sur cette légère
imperfection.

(1) Pour les détails, consulter l'ouvrage de Neubauër et Vogel, *de
l'Urine et des Sédiments urinaires*, où ce procédé se trouve décrit tout
au long.

Mais, quand je voulus m'assurer que j'obtiendrais la même
même précision en opérant sur des urines iodurées, non plus
artificiellement, mais à la suite d'une absorption, je me heur-
tai, dès l'abord, à une difficulté nouvelle et très-embarrassante.

Ce n'est pas seulement par les urines que l'iode est éliminé,
mais par tous les émonctoires de l'économie. En quelles proportions cette élimination se fait-elle par l'urine ? est-elle ré-
gulière ou non ? quelles conditions fallait-il rechercher pour
que les tentatives de dosage eussent un résultat non-seulement positif, mais en même temps utile pour l'interprétation
de la quantité absorbée, en supposant celle-ci inconnue ?

On comprend aisément l'importance capitale de cette question pour mes recherches, puisque leur but était de doser la
quantité d'iode éliminée dans les urines et d'en déduire celle
qui avait dû être absorbée par l'économie (1).

Malheureusement l'on ne sait encore rien de précis sur ce
sujet ; les travaux les plus instructifs que nous possédions
sont les belles recherches de Rabuteau sur l'élimination de
l'iode ; mais les seules indications utiles, pour le cas particulier, que je pus en tirer, furent les suivantes :

L'élimination de l'iode s'opère rapidement : cinq minutes
après l'absorption, elle commence par la salive, très-peu après
se continue par l'urine, et bientôt se fait par tous les produits
de sécrétion ; elle s'achève généralement en 36 heures, en
48 au plus, et, passé ce temps, on n'en retrouve plus trace
dans les urines et dans la salive, présumées, pour l'iode du
moins, les voies d'élimination de beaucoup les plus importantes de l'économie.

C'était bien peu ; car cela ne m'apprenait rien sur la pro-

(1) Je ne pouvais, en effet, songer à retrouver intégralement l'iode
absorbé, en recueillant tous les produits d'élimination ; il est inutile
de dire combien cette prétention serait irréalisable.

portion excrétée par l'un quelconque de ces émonctoires, ni sur la régularité ou sur l'irrégularité de l'élimination pendant ce laps de temps, ni sur l'influence des conditions extérieures ou autres sur cette fonction : c'était donc tout autant d'inconnues à chercher.

Me doutant bien déjà, pour plusieurs raisons, que la dose absorbée par l'effet du courant devait être faible, il était logique d'instituer mes recherches dans des conditions analogues, c'est-à-dire après absorption d'une petite quantité d'iodure de potassium, quantité que je fixai à deux centigrammes (dose bien inférieure aux doses thérapeutiques). Dès lors, les urines devaient être en réalité bien pauvres en iode (1), et, si je recueillais en une seule masse toutes celles qui seraient émises pendant les 36 ou 48 heures nécessaires à l'élimination totale, l'iode s'y trouverait si dilué que le dosage en serait très-difficile, sinon impossible.

Il était logique de penser que l'élimination doit être d'autant plus active qu'on est encore plus proche du moment de l'absorption, et se ralentir au contraire d'autant plus qu'on se rapproche du moment où elle sera terminée. Conclusion : la majeure partie de l'iode éliminé par les urines doit passer dans les premières heures qui suivent l'absorption.

Quelques recherches faites dès le début, à l'aide de la coloration du sulfure de carbone, quoique peu précises, me paraissaient confirmer cette supposition. J'avais donc avantage, pour pouvoir doser plus facilement, à recueillir séparément l'urine émise pendant les premières heures.

Afin d'indiquer plus rapidement dans leurs détails les conditions de ces expériences, conditions recherchées dans le but d'avoir des résultats aussi comparables que possible, je tran-

(1) Car il ne faut pas oublier qu'une partie seulement de ces deux centigrammes passe par l'urine.

scris ici deux de mes observations, comme exemples des douze expériences semblables que j'ai faites à cette intention.

OBSERVATION III. 9 avril.—A 7 h. 1/2 du matin, pris, à jeun, 2 centig. d'iodure de K.

Urines recueillies : 1° à 3 h. de l'après-midi, 370 cc.; 2° de 3 h. au 10 avril 7 h. 1/2 du matin, 700 cc. (1) (soit 1,070 cc. en 24 h.); 3° de 7 h. 1/2 du matin à 6 h. du soir, 430 cc.

Opérations et résultats :

1re portion : sur 730 cc., 300 sont pris, concentrés par évaporation, mélangés à l'acide sulfurique et distillés. Le produit de cette distillation, traité par le chlorure de chaux et l'eau sulfureuse = 62,75 cc.

A l'analyse, ce volume (représentant 300 cc. d'urine) accuse un poids de 8,903 milligr. d'iodure (j'avais modifié la formule de façon à obtenir le poids d'iodure de K, au lieu de son poids d'iode). Donc, en 370 cc. d'urine, il y avait 10,97 millig. d'iodure.

On se rappelle que le procédé de Kersting donne constamment des résultats que j'ai trouvés faibles de 1 à 2 dixièmes de milligr. sur un poids de 2 centigr. C'est donc en réalité plus de 11 milligr. d'iodure que contenait l'urine sur 20 d'absorbés.

2e portion : 300 cc. sont pris, évaporés et distillés comme ci-dessus. Le produit de la distillation, traité par l'empois d'amidon et le chlorure de chaux, ne peut donner la coloration bleue; en conséquence, résultat négatif.

3e portion : Mêmes opérations effectuées sur 400 cc.; même résultat négatif. (Il fallait s'y attendre; car, du moment qu'un peu plus de la moitié de l'iodure a été éliminé dans la première portion, si nous retranchons du restant ce qui est éliminé par les autres émonctoires, et considérons que le peu qui passe désormais par les urines est dilué dans la quantité émise pendant plus de 24 heures, nous aurons un liquide trop pauvre pour que l'iode y soit dosable.)

OBSERVATION VII. 27 avril. — 7 h. 1/2 du matin, pris 2 centigr. de IK. Urines recueillies : 1° à 3 h. de l'après-midi, 330 cc.; 2° 28 avril, à 7 h. 1/2, 615 cc. (donc 945 en 24 heures); 3° 6 h. du soir, 580 cc.

(1) La quantité d'urine excrétée ce jour-là a dépassé la moyenne, qui n'a été, dans mes observations, que de 950 cc. environ par 24 h. J'avais soin de vider la vessie au moment de prendre l'iodure.

1re portion : 300 cc. sont traités comme ci-dessus et donnent 62,75 cts. (1) de liquide prêt pour le dosage. Ces 62,75, c'est-à-dire les 300 cc. d'urine, contiennent 5,99 milligr. d'iodure, soit pour les 330 cc. un peu plus de 6,59.

2e portion : 300 cc. sont pris, évaporés et calcinés; puis traités par l'acide azotique en présence du sulfure de carbone. Coloration caractéristique de l'iode assez intense.

3e portion : 400 cc. sont pris et traités comme la seconde portion. Coloration caractéristique, mais très-faible; trace d'iode.

N.-B. — Les trois premières observations ont été faites exactement comme l'observation III ci-dessus : les autres comme l'observation VII. Voyant, en effet, que les essais de dosage étaient inutiles pour la seconde portion, *à fortiori* pour la troisième, je me contentai, par la suite, de constater par le sulfure de carbone la présence de l'iode, en essayant, par la méthode colorimétrique, employée *grosso modo*, de me rendre compte approximativement de l'intensité comparative des résultats entre les expériences précédentes et les suivantes.

Il est parfaitement inutile de rapporter tout au long chacune de ces expériences; mais je dois dire combien grande fut ma déception quand je vis ces recherches, patiemment multipliées, me donner en définitive les résultats les plus inconstants.

Ainsi, pour la première portion éliminée dans les 7 heures et demie qui suivaient l'absorption, j'ai trouvé des doses d'élimination variant entre 11 et 4 milligrammes sur 20 d'absorbés; et cela sans que j'aie pu établir une relation quelconque entre ces différences et les quantités de boisson absorbée et d'urine émise, seules conditions qui fussent variables dans mon expérimentation. (Ces recherches ayant eu lieu

(1) Cette coïncidence avec le premier cas est un effet du hasard qui ne s'est plus reproduit. Ce volume a varié entre 52 et 62,75 cc.

au commencement du printemps, pendant une période où la température s'est maintenue fraîche, l'excrétion sudorale ne peut être accusée d'avoir été l'origine de cette inconstance).

Une remarque singulière, c'est que, la dose absorbée étant restée rigoureusement la même, — je me servais d'une liqueur titrée, plusieurs fois vérifiée, — la dose éliminée alla, d'une façon irrégulière sans doute, mais très-marquée, en décroissant sans cesse à mesure que je multipliais l'expérience : les premières observations me donnaient de 8,5 à 11 milligrammes, les dernières seulement de 6 à 4.

Serait-ce l'effet d'une accoutumance de l'organisme, qui chercherait à se débarrasser moins énergiquement de ces matériaux anormaux? Faut-il y voir une sorte de fatigue des fonctions éliminatrices? ou une simple coïncidence? Il serait intéressant de savoir si, dans ce cas, l'élimination par les autres émonctoires diminue également, ou si, au contraire, elle n'augmente pas proportionnellement à sa diminution dans l'urine. Je laisse à ceux que cette étude intéressera le soin de la compléter.

Quoi qu'il en soit, la conclusion de cette longue et minutieuse expérimentation était que je ne pouvais compter sur cette moyenne d'élimination que j'avais espérée.

J'aurais certainement, si cela m'eût été nécessaire, essayé encore, sans me décourager, d'obtenir une solution plus positive, en variant l'expérimentation. Mais je trouvais que je ne m'étais déjà que trop laissé entraîner par ma curiosité scientifique; car enfin je ne savais point encore si la quantité absorbée par la méthode hydro-électrique était suffisante pour être dosée de la même façon ; et, maintenant, cette longue expérience ayant du moins eu pour résultat de me prouver qu'une absorption de 2 centigrammes déterminait une élimination d'iode toujours dosable dans l'excrétion des premières heures, il importait avant tout d'examiner si l'absorption par l'influence électrique atteignait sensiblement cette quantité, déjà bien inférieure aux doses thérapeutiques.

J'essayai donc le dosage en me plaçant dans les mêmes conditions, et substituant simplement l'absorption par le bain électrique à l'absorption par la bouche. Quatre fois je recommençai l'épreuve, quatre fois le résultat fut négatif. Donc la quantité absorbée était certainement inférieure à 2 centigrammes.

Mais cette expérimentation, en m'indiquant la dose que je n'atteignais pas, ne me disait pas la dose d'absorption obtenue.

Désireux d'avoir des notions plus précises, je me retournai de nouveau vers le procédé auquel j'avais primitivement renoncé : je veux parler du dosage dans le liquide du bain, au moyen de deux échantillons prélevés l'un avant, l'autre après.

J'avais supprimé depuis longtemps la couche d'huile, qui ne m'avait servi, au début, qu'à me mettre à l'abri de tout reproche d'inexactitude (j'ai pu constater depuis qu'elle ne fait absolument rien et n'influe nullement sur les divers résultats annoncés). C'était un inconvénient de moins : je m'efforçai de mon mieux de parer aux autres par les précautions les plus minutieuses ; néanmoins je n'ai pu chaque fois éviter toutes les causes d'erreur, car les analyses faites de cette façon m'ont donné des résultats inadmissibles : tantôt il y aurait eu disparition considérable d'iodure après le bain (jusqu'à près d'un gramme), tantôt le liquide aurait été même légèrement plus riche après qu'avant ; le plus souvent, cependant, grâce à un redoublement d'attention et de précaution, j'ai pu ne trouver que de très-légères différences, trop inconstantes d'ailleurs pour justifier une conclusion solide en faveur d'une absorption notable.

En résumé, après bien des efforts, j'étais arrivé à cette seule conclusion, non sans importance, il est vrai, que la quantité d'iodure absorbée est bien inférieure à 2 centigrammes, et, pour apprécier approximativement cette quantité, il ne me restait qu'une seule ressource; je veux parler des différences de coloration du sulfure de carbone, procédé que j'avais d'abord dédaigné comme trop insuffisant et trop peu précis.

Mais l'on me pardonnera si, en présence du peu d'importance des résultats, je me suis dispensé d'employer dans toute sa précision possible la méthode de Struve, qui exige une préparation très-longue, très-minutieuse, et une expérimentation très-délicate. Une erreur de 2 ou 3 milligrammes ne peut rien changer aux conclusions que nous aurons bientôt à tirer; et d'ailleurs je suis persuadé que, même avec toutes ces précautions, les résultats auraient été assez variables, car bien souvent l'absorption obtenue m'a paru présenter des différences d'intensité relativement considérables, alors cependant que je me plaçais dans des conditions en apparence identiques (1).

Je me suis donc contenté de comparer les colorations obtenues et d'en déduire par à peu près les différences en plus ou en moins.

Or il m'a paru que cette coloration était généralement assez comparable à celle que j'ai constatée si souvent, dans mes recherches sur le dosage, avec la deuxième portion d'urine évacuée.

Si l'on se rappelle nos conclusions, cette quantité doit varier entre 2 et 3 milligrammes, et, si la dose éliminée pendant ces premières heures ne représente que la moitié ou même le tiers de la dose totale, cela nous indique une absorption de 4 à 9 milligrammes. J'ai d'ailleurs obtenu sensiblement les mêmes colorations, du moins d'une façon générale (car, je le répète, il y a eu souvent des variations dont la cause m'a

(1) Serait-ce en raison de ces dispositions physiologiques indéterminées dont parle Béclard !

échappé), en absorbant par la bouche de 6 à 10 milligrammes.

Aussi suis-je persuadé que les doses introduites par le courant ne dépassent jamais cette quantité, si même elles l'atteignent.

On a déjà vu que le procédé de Munk n'a pas plus de puissance et, tout en étant plus pénible dans son application, ne donne pas de meilleurs résultats.

Cette question capitale étant ainsi élucidée, et ne voyant plus pour ma part d'autres points essentiels à discuter pour compléter cette étude, je n'ai plus qu'à poser les conséquences qui en découlent, au point de vue médical et thérapeutique. C'est ce que je vais faire, après quelques courtes observations sur les effets physiologiques les plus intéressants que j'ai notés pendant cette longue expérimentation.

CHAPITRE IV

I

EFFETS PHYSIOLOGIQUES

Je diviserai cette courte notice en deux parties:

1° Effets dus à l'action du bain hydro-électrique; 2° effets dus à l'adjonction des substances médicamenteuses.

1° Effets dus à l'action du bain hydro-électrique.

Ils appartiennent sans doute à la catégorie des effets généraux du courant voltaïque. Mais, à raison des contradictions et des incertitudes qui règnent encore dans les auteurs à propos de ces effets, et en particulier au sujet de ceux qui sont dus à la différence des pôles, on me permettra de signaler ici

un certain nombre de remarques, fruit d'une longue et atten-
tive expérimentation sur moi-même.

Je parlerai d'abord de certaines particularités qui m'ont
paru assez curieuses, à propos des effets de contraction et de
contracture.

Si l'on emploie la méthode de Munck, on remarque ceci :
les deux rhéophores étant appliqués, l'un sur le tiers supérieur
de l'avant-bras, l'autre sur la partie moyenne du bras, si le
premier est négatif et le second positif, on éprouve à la fermeture une contraction sensible sans doute, mais peu intense ; en même temps commence une sensation de contracture tonique (dans les fléchisseurs, bien entendu) qui part du
pôle négatif pour se répandre jusqu'à l'extrémité des doigts,
et persiste pendant toute la durée de l'électrisation, ce qui
semble bien dû à l'action polaire spéciale.

Mais, si le positif est en bas et le négatif en haut, la secousse
de fermeture est beaucoup plus intense, et l'avant-bras est
violemment projeté. Ces effets sont connus déjà ; mais ce qui
me paraît curieux, c'est que la sensation de contracture qui,
dans le cas précédent, accompagnait la contraction initiale,
ne se produit plus. Si l'on intervertit à plusieurs reprises, on
observe d'autant plus nettement ces effets différents qu'ils ap-
paraissent successivement sur la même région du corps. Il
semblerait cependant que, puisque l'intensité de la contraction initiale a considérablement augmenté, la sensation de
contracture devrait croître également : non-seulement il n'en
est rien, mais, au contraire, elle diminue et disparaît presque
complétement.

Il semble qu'il y ait là un argument en faveur de la théorie
des courants ascendants et descendants ; mais, d'un autre
côté, on peut objecter que ces différences proviennent de la
région électrisée, plus ou moins riche en nerfs, plus ou moins
irritable ; de l'épaisseur du tissu cutané, mauvais conducteur ;

de la densité du courant au moment où il atteint le nerf, etc. Aussi, n'ai-je point l'intention de trancher la question, et je me contente de la soumettre aux réflexions des partisans de l'une et de l'autre théorie.

Autre remarque, sur un phénomène que je n'ai observé nettement que dans le cas des bains hydro-électriques.

On a vu que dans cette expérience l'avant-bras était plongé dans le liquide jusqu'à 3 ou 4 travers de doigt au-dessous du pli du coude. Dans cette position, la sensation de contracture, lorsque le négatif était sur la cuve, devenait extrêmement pénible, mais n'était guère accentuée que dans les extenseurs. Cependant ceux-ci n'étaient pas en contraction, puisque, au contraire, la position la moins fatigante pour moi consistait à tenir la main fermée et légèrement fléchie. Mais, si je voulais ouvrir et étendre la main, j'éprouvais dans toute la masse des extenseurs, mais surtout vers la partie supérieure, aux points d'immergence dans le liquide, de véritables douleurs, comparables aux crampes musculaires. Jusqu'ici cela semble confirmer la théorie de l'électro-tonus. Mais ce qui me paraît inexplicable, c'est que cette sensation ne se produisait que dans les extenseurs et pendant l'extension; tandis que, si je voulais fermer et fléchir la main, primitivement ouverte et étendue, je ne ressentais aucune douleur, ni dans les extenseurs, ni dans les fléchisseurs. Il y a là une particularité que je ne m'explique nullement.

Je rappellerai pour mémoire que l'intensité du courant employé dans ces expériences a varié entre 15 et 20 milli-amp.

Je citerai encore quelques effets spéciaux à chaque pôle, sur l'explication desquels règnent encore quelques contradictions.

Au pôle négatif, si l'on fait usage d'un bain hydro-électrique, on voit toute la partie immergée se recouvrir d'une rougeur diffuse, rosée, marquée d'une sorte de pointillé, formé par l'embouchure des glandes sébacées, qui paraissent érigées comme dans le phénomène de la chair de poule. La peau paraît en même temps comme épaissie et très-légèrement infiltrée. Cet aspect provient probablement de l'imbibition de l'épiderme; quant au pointillé, peut-être indique-t-il les points où le courant avait son maximum de densité, peut-être ceux où l'absorption a été le plus intense. En même temps, toute cette surface devient le siége d'un picotement peu pénible, surtout à côté de la sensation de contracture.

Au pôle positif, on constate des phénomènes bien différents : la peau n'est point épaissie, mais au contraire comme sèche et marbrée de plaques d'un rouge très-vif. Elle est le siége d'un picotement douloureux, même avec un courant d'intensité moyenne (10 milli-ampères); mais, si l'on use de courants intenses, la sensation peut devenir celle d'une brûlure produite par une quantité de pointes portées au rouge. J'éprouvai très-nettement et très-vivement cet effet, quand j'essayai de reproduire l'expérience de Palaprat, en me servant d'un godet contenant de l'empois d'amidon comme électrode positive.

Les auteurs sont loin d'être d'accord sur l'interprétation de cette sensation de brûlure; la plupart cependant l'attribuent à l'électrolyse locale et, par suite, au dépôt d'acides qui s'effectue en ce point sur la peau.

Que cette électrolyse, surtout dans des cas particuliers et moyennant des dispositions spéciales, puisse jouer un certain rôle dans la cautérisation par le pôle positif, je l'admets volontiers; mais je ne crois pas qu'elle suffise à expliquer toutes les particularités du phénomène.

Car, si cela était, nous devrions trouver un effet analogue au pôle négatif, par suite d'une formation de bases, de potasse caustique entre autres, capables de produire une cautérisation aussi énergique. Or il n'en est rien.

Bien plus, en se servant, comme électrode positive, d'un

godet plein d'eau, on devrait atténuer considérablement ces
effets; car l'acide, s'accumulant autour du rhéophore métallique, serait séparé de la peau par une couche liquide; et, s'il la
traversait par diffusion, il ne pourrait arriver jusqu'à l'enveloppe cutanée qu'après s'être assez dilué dans l'eau pour n'a-
voir plus sur elle qu'une action, sinon nulle, du moins bien
atténuée : or j'ai déjà dit, à plusieurs reprises, comment j'ai
pu m'assurer à mes dépens combien cette disposition exagère
l'intensité de la sensation de brûlure et de la douleur conco-
mitante, loin de les diminuer.

Il y a donc là quelque chose de plus qu'une conséquence de
l'électrolyse locale : il y a une action directe et encore inex-
pliquée du pôle lui-même.

Ces divers effets sont, d'ailleurs, d'une intensité qui varie
dans de grandes limites, non pas seulement avec celle du courant, mais encore avec d'autres conditions. Je citerai, entre
autres, la nature du liquide, qui peut influer, soit comme conducteur, soit comme électrolyte ; je citerai surtout l'influence
de la force électromotrice employée : pour une même intensité,
les effets physiologiques seront d'autant plus exagérés que
la différence de potentiel sera plus considérable. C'est ainsi
que j'ai pu, au moyen d'éléments Callaud grands modèles, supporter un courant de 20 milli-ampères plus aisément qu'un
courant de 10 milli-amp. obtenu avec des éléments de même
nature, mais de grandeur beaucoup moindre.

Je ne parlerai pas des autres effets physiologiques du courant : ils ne sont guère encore qu'à l'état d'hypothèses, ad-
mises par déduction de ce que l'on connaît des effets généraux
de l'électricité, et je n'ai pas eu l'occasion d'observer quoi que
ce soit de nouveau à ce point de vue.

Cependant je me permettrai d'attirer l'attention sur un phénomène biologique susceptible d'avoir une importance plus
considérable dans un bain hydro-électrique que dans les autres applications du courant continu.

Je veux parler de l'électrolyse de l'eau, et par suite de l'absorption d'oxygène qui peut en être la conséquence lorsque le négatif sera dans le liquide et le positif sur l'organisme, c'est-à-dire dans toutes applications de bains électriques à courant descendant.

Quoique la quantité d'oxygène ainsi absorbable soit peu considérable, sera-t-elle néanmoins sans influence sur l'excitation, la calorification et les modifications de nutrition locales? Ne peut-on pas, à bon droit, accorder une certaine importance à cette influence possible de l'oxygène, si l'on songe surtout au rôle des oxydations dans l'organisme vivant.

J'arrêterai là cet aperçu sur les effets physiologiques du courant, n'ayant pas eu l'intention de faire ici la physiologie du galvanisme, mais seulement de confirmer ou de signaler quelques phénomènes présentant de l'intérêt pour une étude qui est encore à faire ou à refaire presque en entier.

2° L'adjonction de substances médicamenteuses peut-elle ajouter quelques effets nouveaux?

Cela serait incontestablement si l'absorption obtenue était plus considérable; mais on a déjà vu, dans le chapitre II, ce qu'il fallait penser à ce sujet, d'après le résultat des expériences qui ont été tentées sur les animaux, et l'on me permettra, pour éviter des longueurs et des redites, d'y renvoyer le lecteur.

II

Enfin le moment est venu de tirer de ce travail les conclusions qui en découlent au point de vue thérapeutique.

L'introduction des substances médicamenteuses, par l'influence du courant électrique, peut-elle et doit-elle devenir la base d'une méthode sérieuse de traitement ?

Tout d'abord je ferai deux observations très-importantes.

1° Le nombre des substances médicamenteuses pouvant faire partie de l'arsenal de cette nouvelle médication me paraît devoir être considérablement restreint, comparé à la multitude de celles qui forment la pharmacopée actuelle.

Jusqu'ici, soit ignorance absolue, soit idées défectueuses sur le mécanisme du phénomène, on avait pu espérer l'introduction de n'importe quel médicament.

D'après le résultat de mes recherches, je ne puis conserver les mêmes espérances, et, bien que je sois encore loin de pouvoir établir des lois précises et de baser sur elles une classification nette entre les corps propres et les corps impropres à ce but, je n'en suis pas moins persuadé qu'un grand nombre de substances ne peuvent guère se prêter à cette absorption. L'expérience seule pourrait nous fixer à ce sujet; malheureusement j'ai déjà dit pourquoi elle était si difficile, et même sans solution précise possible, pour un grand nombre de corps.

2° Les substances ne sont probablement pas absorbées en totalité et dans leur intégrité, mais surtout par certains de leurs éléments.

Lorsqu'il s'agira d'iodures, de bromures, de sulfures, etc., comme l'élément thérapeutique est évidemment l'iode, le brome, le soufre; comme de plus ces éléments repassent probablement dans l'organisme à l'état d'iodures, de bromures, de sulfures, l'introduction par le courant de ces éléments séparés sera (toutes choses égales d'ailleurs) aussi efficace, pour le moins, que par toute autre méthode.

Mais, s'il s'agit de substances complexes, et desquelles on ne sait point encore quel est l'élément actif; *à fortiori* lorsqu'il y a tout lieu de croire que l'union des éléments divers est indispensable à l'effet thérapeutique attendu, il faudra renoncer à ce procédé comme peu sûr et infidèle.

Même ainsi réduite dans ses applications, si cette méthode pouvait déterminer l'introduction d'une dose notable, se rapprochant suffisamment des doses thérapeutiques ordinaires, elle aurait encore des titres exceptionnels à l'attention des thérapeutes, dans un grand nombre de cas, et pour bien des motifs.

Au premier chef, elle serait d'une ressource particulièrement précieuse dans les cas d'intolérance de l'estomac si fréquents pour les iodures, bromures, arsénites, etc. ; car elle n'aurait ni les ennuis, ni les inconvénients des frictions trop répétées et des injections hypodermiques.

Elle permettrait, en outre, de localiser spécialement le traitement, et, de plus, comme le courant électrique possède l'incontestable propriété d'exciter vivement les fonctions nutritives locales au moment même où la substance médicamenteuse pénètre au contact des tissus vivants, l'influence thérapeutique du médicament ne pourrait qu'en être considérablement accrue, vis-à-vis surtout des localisations morbides.

Je ferai remarquer en outre que, pour les substances dont les éléments, après électrolyse, pénètrent ou se dégagent sur les tissus, à l'état libre, comme l'iode, l'oxygène, etc., on peut présumer une action biologique très-énergique, vu la grande puissance d'affinité des corps à cet état.

Enfin toutes les affections justiciables du traitement électrique pourraient ainsi combiner le traitement interne avec le traitement externe ; et, dans ce cas, peu de méthodes offriraient une somme d'avantages comparable.

Malheureusement les doses absorbées par ce moyen sont si minimes, que l'on a pleinement le droit d'avoir de très-grands doutes sur leur efficacité thérapeutique.

Il est vrai qu'il existe encore en thérapeutique bien des mystères inexpliqués entre l'effet et la cause, des disproportions inconcevables entre la grandeur de l'un et la petitesse de l'autre; j'en prends à témoin, non sans intention, l'influence des eaux minérales.

Il ne manque pas de sceptiques, même parmi les médecins, je le sais, qui pensent que l'action incontestable des eaux minérales est tout bonnement due à l'hydrothérapie (en dehors de tout principe médicamenteux des eaux), à l'influence du moral sur le physique, au bon air, aux distractions, etc., etc.

Mais la thérapeutique n'a pas encore admis, et avec juste raison, ce septicisme mal fondé; si cela était, en effet, toutes les stations thermales où ces conditions seraient le mieux réunies devraient guérir indifféremment toutes les maladies tributaires des eaux minérales. Il n'en est certes point ainsi, et, pour une affection donnée, l'efficacité des eaux est loin d'être en rapport avec les conditions de milieu : je me contenterai de signaler, comme exemple, les oppositions si complètes existant sur ces divers points, s'il s'agit d'une maladie de la moelle, entre Balaruc d'une part, et Cauterets ou Vichy de l'autre.

Il faut donc admettre une vertu spéciale à chaque espèce d'eau; et en quoi pourrait-on placer la raison de cette différence, si ce n'était dans leur nature même, c'est-à-dire dans leur composition?

Or souvenons-nous des conclusions, basées et sur l'expérimentation et sur la logique, que nous avons adoptées au sujet de l'absorption des substances dissoutes dans les bains; souvenons-nous que les principes minéraux sont en quantité très-faible dans les eaux les plus riches. Que peut donc être cette absorption ? D'ailleurs, si nous nous en rapportons aux quelques auteurs qui ont étudié cette question spécialement dans les bains d'eaux thermales, nous trouvons sans doute des contradictions: les uns nient complétement, les autres admettent une absorption ; mais, dans les cas les plus favorables, la quantité retrouvée dans les produits de sécrétion est à peine décelable, tout au plus à l'état de traces.

Voilà donc des eaux jouissant de propriétés thérapeutiques très-différentes, selon la nature des principes minéralisateurs, et cela bien que la quantité de substance absorbée soit extrêmement faible.

Qui pourrait en apporter une explication, je ne dis pas certaine, mais simplement présentable?

C'est précisément cette action si mystérieuse qui a inspiré à Scoutetten sa fameuse théorie électrique des eaux minérales, appuyée sur des principes scientifiques mal compris et sur des expériences mal faites et mal interprétées (1). Aussi ne m'arrêterai-je pas à ces rêves fantaisistes.

Mais est-ce à dire qu'il faille absolument rejeter la possibilité, l'existence de quelque phénomène électrique, quand l'organisme vivant est plongé dans un bain d'eau minérale. Ce serait, il me semble, trop exclusif.

Becquerel, dont l'autorité scientifique est incontestable, a démontré qu'au contact des eaux, même de rivière, avec la terre, il s'établit une différence de potentiel entre ces deux éléments : la différence est beaucoup plus considérable quand il s'agit d'eaux minérales (il est certain, d'ailleurs, que cette différence varie avec la nature de l'eau expérimentée). La même chose s'observe entre les eaux minérales et le corps humain.

(1) J'ai été témoin de quelques essais tentés par M. le docteur Planche, médecin inspecteur des eaux de Balaruc, pour reproduire quelques-unes des expériences les plus capitales de Scoutetten: bien que ces essais eussent été faits avec beaucoup de précautions et de précision, — peut-être faut-il dire en raison de ces précautions et de cette précision, — les résultats ont été complétement négatifs ou même contradictoires dans certains cas.

Sans doute, il n'y a pas là les conditions nécessaires pour déterminer la formation d'un courant qui circulerait dans l'ensemble et à travers le corps humain, comme si celui-ci et
l'eau minérale formaient les éléments d'une pile reliée par je
ne sais quel conducteur, ainsi que l'avait faussement imaginé
Scoutetten.

Mais, puisque par le simple contact il s'établit entre le corps
et l'eau une différence de potentiel, extrêmement faible il est
vrai, ne peut-on supposer que sous les influences addition-
nées, 1° de ce contact, 2° des modifications dans leur état
physique et chimique que subissent les eaux minérales après
leur arrivée dans les piscines, par suite du refroidissement,
de l'évaporation ou du dégagement à l'air de certains gaz, du
dépôt de certaines substances, etc.; 3° enfin peut-être aussi,
par suite des actes de chimie biologique qui s'accomplissent
insensiblement par l'action des principes minéraux et médicamenteux sur les premières cellules vivantes qu'ils rencon-
trent; ne peut-on supposer, dis-je, que cette différence de potentiel puisse augmenter, l'organisme jouant en quelque sorte
un rôle analogue à celui de la lame négative du couple récemment imaginé par M. Jablochkoff, laquelle se charge de potentiel par une sorte de condensation, sous l'influence d'une
multitude de petits courants étroitement localisés et se fer-
mant sur cette lame même.

Sans doute, cela étant admis, reste encore à savoir quelle
est l'influence de cette différence de potentiel.

Je ne chercherai certes pas à l'expliquer; mais je ferai
remarquer que nous ne sommes pas plus avancés pour expliquer l'action des bains d'électricité statique, sans souffle ni
étincelles. MM. Tripier, Vigouroux, Regimbeau, Bardet et bien
d'autres, leur reconnaissent pourtant des propriétés spéciales
très-actives; et, cependant, que trouvons-nous comme condition modificatrice de l'organisme? Uniquement une différence

· a potentiel : différence entre l'état de la surface du corps et l'air ambiant d'un côté, les parties internes de l'organisme de l'autre.

Cet état supposé est-il pour quelque chose dans l'effet des eaux thermales, et peut-il établir un rapprochement quelconque entre l'action d'un bain minéral et celle d'un bain hydro-électrique médicamenteux ?

Je n'ose même énoncer cette hypothèse par trop hasardée, et j'ai hâte de quitter ce terrain trop peu solide, trop mouvant encore pour qu'on puisse y édifier quoi que ce soit. Je ne voudrais pas, d'ailleurs, en ayant l'air de soutenir des idées que j'ai simplement l'intention d'émettre pour ce qu'elles peuvent valoir, m'attirer justement le reproche de fantaisiste que j'adressais tout à l'heure à Scoutteten.

Mais je dois dire qu'en se plaçant au point de vue purement expérimental et clinique, plusieurs électrothérapeutes distingués, — et je suis autorisé à citer l'opinion très-arrêtée de M. Regimbeau (1), — ont constaté de curieuses analogies entre les effets cliniques des eaux minérales et ceux du traitement électrique, en particulier du bain statique. — Au début, exagération des phénomènes morbides, surexcitation nerveuse, fièvre *électrique* ; puis, apaisement, régularisation des fonctions générales, diminution des symptômes localisés, etc. — Quoique l'on ne puisse rien en déduire, ce rapprochement est cependant pour le moins très-intéressant.

L'on s'étonnera peut-être qu'après les conclusions posées à la suite de mes recherches sur la dose médicamenteuse absorbée, je paraisse chercher à relever quand même les bains hydro-électriques médicamenteux du coup fatal que ces con-

(1) M. le professeur agrégé Regimbeau a été médecin inspecteur d'eaux minérales.

clusions sont de nature à leur porter. Ce n'est point cependant mon intention; mais, en voyant Tripier croire aux phénomènes d'absorption et fonder de grandes espérances sur un procédé qui serait sérieusement et scientifiquement institué d'après ces principes; en lisant sur Erb que les effets obtenus par la méthode de Munk font rentrer cette partie de l'électrothérapie dans une voie nouvelle, susceptible d'acquérir une grande importance; en ajoutant à l'opinion de ces hommes éminents celle de M. Bardet, qui réclame des *expériences cliniques*, afin d'étudier les résultats de cette méthode, je devais examiner la question sous toutes ses faces et ne négliger aucun des points de vue que l'on peut faire valoir en sa faveur.

Quant à l'expérience clinique, elle a déjà été tentée.

Il y a beau temps que Palaprat prétendait avoir obtenu par ce moyen des guérisons étonnantes. Je citerai, entre autres, le cas de ce malade atteint d'une fièvre paludéenne, *rebelle jusque-là à tous les traitements*, qui fut guéri en quelques séances du traitement électrique institué par Palaprat, par suite, dit-il, de l'absorption du sulfate de quinine produite à travers la peau par le courant. Cette affirmation et cette confiance dans le résultat de sa méthode ne diminuent pas, je l'avoue, la défiance que m'inspire cet expérimentateur trop confiant en lui-même.

Mais M. Bardet, auquel je dois une tout autre déférence, cite une cure heureuse opérée par lui-même: une gomme syphilitique du mollet aurait été guérie en quelques applications d'un bain ioduré électrique local, donné selon les indications de M. Onimus.

Je dois ajouter enfin que, dès l'annonce des résultats de mes premières expériences, M. Régimbeau ayant appliqué mon procédé au traitement d'une hémiplégie d'origine syphilitique, chez un sujet qui ne pouvait tolérer l'iodure à l'intérieur, — hémiplégie rebelle jusqu'alors à tous les traitements employés, voire même à la médication électrique ordinaire, essayée vainement depuis quelque temps, — dès les huit ou dix premières applications d'un bain hydro-électrique ioduré, l'on put constater une amélioration sensible, qui alla crois- sant jusqu'au jour où le malade quitta Montpellier. Il est pro- bable que des essais anologues ont dû se faire en Allemagne ; malheureusement je n'ai pu en trouver l'indication dans les quelques auteurs que j'ai consultés.

Faut-il attacher une réelle importance à ces observations cliniques trop isolées ? Comment faire la part du traitement électrique et celle de l'absorption du médicament ? Une longue expérience seule pourrait donner quelques indications plus po- sitives. Mais cette expérimentation mérite-t-elle d'être tentée ?

Que l'on me permette de résumer enfin mon opinion per- sonnelle.

L'absorption cutanée sous l'influence du courant est un fait indiscutable, du moins pour un certain nombre de substances; mais les doses absorbées sont très-faibles et ne peuvent être considérées comme thérapeutiques dans les circonstances or- dinaires.

Néanmoins, si l'on se souvient de l'efficacité des eaux mi- nérales prises en bain, malgré la quantité négligeable des principes médicamenteux absorbés; si l'on reconnaît des ana- logies cliniques frappantes entre ces bains et les bains élec- triques ; si l'on rapproche de ces analogies certaines d'autres analogies très-hypothétiques, il est vrai, au point de vue phy- sique et physiologique ; si l'on remarque, enfin, qu'après tout, la dose d'absorption médicamenteuse est certainement plus grande dans les bains hydro-électriques que dans les bains d'eaux thermales, on n'aura pas le droit de condamner *à priori*, et d'une façon absolue, de nouvelles tentatives théra- peutiques, mais on aura toutefois celui de se montrer scep- tique sur l'importance et l'efficacité de ce procédé.

Si donc quelques nouveaux faits sont soumis à notre observation, nous devrons les accueillir avec défiance et les éplucher avec soin, qu'on me pardonne l'expression, pour réduire à sa juste valeur la part d'influence de l'absorption médicamenteuse.

Cette conclusion causera peut-être quelque étonnement chez ceux qui, sur la foi de Bardet, d'Erb, d'Onimus, avaient mieux auguré de ce procédé; elle est en quelque sorte une déception pour moi-même, puisque ces longues recherches ne m'ont point donné les résultats que je souhaitais et ne me permettent point d'asseoir, sur des bases scientifiques solides, une nouvelle et importante méthode thérapeutique. Mais je trouve une compensation dans l'espoir d'avoir contribué à réfuter, à détruire les erreurs et les exagérations qui régnaient sur ce sujet; car, si l'exagération et l'erreur sont regrettables dans toutes les sciences, elles acquièrent une gravité particulière dans la science de soigner et de guérir le malade.

Ce sera donc une grande joie pour moi si ce modeste travail peut rendre quelque service, si léger soit-il, à la thérapeutique et à la physiologie, et m'attirer la bienveillance et les encouragements de mes Maîtres.

INDEX BIBLIOGRAPHIQUE

NOLLET (l'abbé). — Recherches sur les causes particulières des phénomènes électriques, 1753.

FODERA. — Recherches expérimentales sur l'absorption et sur l'exha-
lation, 1824.

WESTRUMB. — Physiologische Untersuchunge ueber die Einsaugungs-
kraft der Venen, 1825.

DUTROCHET. — L'Agent immédiat du mouvement, 1826.

    Id.   Mémoire pour servir à l'hist. natur. et physiol. des vé-
gét. et des anim., 1837.

FABRÉ-PALAPRAT. — Archives génér. de médecine, 1833.

BECQUEREL (A.-C.). — Traité de l'électricité et du magnétisme, 1834.

MATTEUCCI. — Leçons sur les phénomènes physiques des corps vivants,
1847.

HOMOLLE. — Union médicale, 1853.

MORIN. — Mémoires de la Soc. de phys. et d'hist. natur. de Genève,
XIII, 1854.

EICHBERG et VIERORDT. — Vierordt's Archiv, 1856.

BECQUEREL (Alph.). — Traité des applic. de l'électricité à la thérap.
méd. et chirurg., 1857.

GAVARRET. — Traité d'électricité, 1858.

TRIPIER. — Manuel d'électrothérapie, 1861.

HÉBERT. — Thèse inaugurale, Paris, 1861.

VILLEMIN. — Archives de médecine, 1863 et 1864.

RABUTEAU. — Société de biologie, 1868 à 1871.

GUBLER. — Société de biologie, id.

DEMARQUAY. — De la Glycérine et de ses applications.

BRUNS. — Galvano-chirurgie, Tubingen, 1870.

ONIMUS et LEGROS. — Electricité médicale, 1872.

ENGEL. — Des Métaux dans le corps humain, et spécial. de leur extrac-
tion par l'électricité (Thèse de Nancy, 1873).

Munk. — Ueber d. galv. Enflebrung differenter Flussikeiten in den unversehrten lebenden Organismus. Reich. u. Dubois-Reym.'s Archiv, 1873.

Althaus. — Applications pratiques de l'électricité, 1876.

Sappey. — Anatomie, 1877.

Erb. — Electrothérapie, 1882.
   — Traduction du docteur Rueff, 1884.

Bardet. — Traité élém. et prat. d'électricité médicale, 1884.

Dictionnaire encyclop. des sciences méd., articles *Sudoripares* et *Sébacées.*

Dictionnaire (nouveau) du docteur Jaccoud, article *Sueur.*

Comptes rendus de l'Académie des sciences

Becquerel, XXXVIII, LXV, LXVI.

Raoult, XXXVI.

Vergnès et Poey, XL.

Poulet, XLII.

Parisot, LVII.

Delore, LVII.

Willemin, LVIII.

De Laurès, LX.

Bourgoin, LXV.

Annales de chimie et de physique

Porrett, II.

Seguin, XC.

Collard de Martigny. — Archives gén. de médecine, X et XI.
   Id.   Nouvelle biblioth. médicale, III.

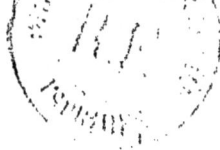

www.ingramcontent.com/pod-product-compliance
Lightning Source LLC
Chambersburg PA
CBHW050609210326
41521CB00008B/1179